総特集

訪問看護の アントレプレナーシップ

SPECIAL FEATURE

アントレプレナーシップとは、さまざまな困難や変化に対し、自ら枠を超えて行動を起こし新たな価値を創造する精神を指します。訪問看護においても、積極的に活動の場を広げ、ケアニーズを創出していく思考・姿勢は、起業意思を問わず重要です。

総特集では、アントレプレナーに求められる資質やマインド、人事・組織マネジメントの有様を概説した上で、訪問看護を軸に起業した7人のアントレプレナーより、創業への思いや解決したいと考えた社会課題、社員教育・ケアの質確保・経営維持における手法などを紹介します。

訪問看護の
アントレプレナーシップ

CONTENTS

目 次

序章 アントレプレナーシップとは

第1章 アントレプレナーの人事・組織マネジメント

第2章 アントレプレナーの挑戦

コミュニティケア
2023年6月臨時増刊号 Vol.25 No.7 325号

序章

アントレプレナーシップとは

現代社会におけるアントレプレナーシップとは／黒木 正樹

現代社会における アントレプレナーシップとは

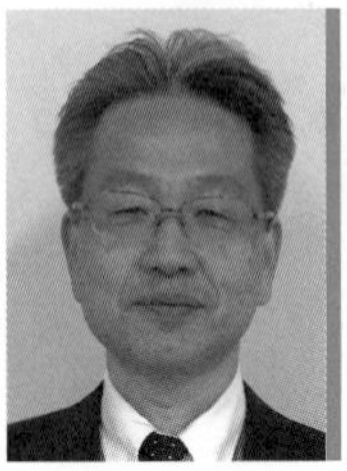

立命館大学経営学部 教授
同大学産学協同アントレプレナーシップ教育プログラム担当
九州大学ロバート・ファン／アントレプレナーシップ・センター 講師
黒木 正樹
（くろき まさき）

1985年広島工業大学卒業。地元企業に勤務後、1986年に渡米。1990年12月ゴンサガ大学でMBAを取得。1992～1995年ネブラスカ州立大学オマハ校国際学部客員准教授。レンセラー工科大学でPh.D.（経営学博士号）を取得。1999年より立命館大学経営学部勤務、2007年より現職。専門はベンチャービジネス論、アントレプレナーシップ論。

アントレプレナーシップの歴史を紐とき、その特徴を紹介しながら、現代社会にマッチした新たな捉え方を提唱します。

アントレプレナー（アントレプレナーシップ）の始まり

「アントレプレナー（起業家）」とは、もともとフランス語から発展してきた用語です。古くは12世紀ごろのフランスで高い教会の屋根をリスク覚悟で修理する人々を「アントレプレナー」と紹介したフランス文学の本があると、米国留学時の担当教授から聞いたことがあります。1997年にバブソン大学[*1]の学会でこの言葉を初めて聞いたとき、高い教会の屋根を修理する人を「アントレプレナー」と表現することは、ある種適切な表現であると、教授とともに考えさせられたことを鮮明に覚えています。

リベルト[1)]によると、1930年代にアメリカの経済学者シュンペーターは、「創造的破壊」を根幹的理論として、停滞した市場にある既存製品の全体または一部を置き換える新たな製品やビジネスモデル（製造方法）をつくり上げていた当時の事業家、それも新興事業家を研究する中で、「アントレプレナー」や「アントレプレナーシップ」による「創造的破壊による経済革新」などの研究成果を残しています[*2]。

シュンペーターは、著書『企業家とは何か』[2)]において、アントレプレナーの経済活動は、①アントレプレナーの行動は事後的には理解できる活動であるが行動を起こす前には理解され難く、②創造的破壊は社会と経済状況に新たな変化（均衡）をもたらし、③資本主義社会における経済的変化のメカニズムはアントレプレナーの活動を軸として機能する、などの3つの特徴を有しているとしています。

さらに時は過ぎ、1970～1980年代に日本の大手企業が世界市場で躍進する一方、1975年にビル・ゲイツとポール・アレンがマイクロソフト社を[3)]、1976年にスティーブ・ジョブズとス

＊1　米国東海岸のボストン近郊にある大学。バブソン大学の起業家教育は1990年代以降、30年以上にわたり全米ナンバーワンの評価を受けている（https://www.usnews.com/best-graduate-schools/top-business-schools/entrepreneurship-rankings）［2023.3.14 確認］

＊2　日本においては1930～1950年代の経済学の本や資料を綿密に調査したが、それらにはアントレプレナーやアントレプレナーシップの基礎的用語・理論は見つかっていない

ティーブ・ウォズニアックが、やがて世界一の企業価値を持つことになるアップル社を創業しています[4)]。これらの企業の世界的活躍は誰もが知るところです。

彼らの自叙伝や伝記によると、創業当時は「面白いことをしよう」「人を驚かせよう」という発想があり、巨大企業になることや世界市場を圧倒することは想像すらしていませんでした。やがて1979年に、バブソン大学がアメリカの教育・研究機関として初めて「アントレプレナーシップ学会」[*3]を開催します。そのときの参加者は12人でしたが、今や500人を超える大規模かつ信頼性の高い学会となっています。そこには著名な研究者たちが参加し、各自の知見とネットワーク、そして新しい教授方法のヒントを得ようとしています。

アントレプレナーシップとは

ここからは、2007年に開催された「アントレプレナーシップ学会」（バブソン大学）に参加した際に入手した図[5)]を基に、論旨を展開します[6)]。

この図では、アントレプレナーシップは起業家・企業家を包括する広い概念であり、「新しい価値を創造するために必要な能力」とされています。さらに、アントレプレナーは市場や社会に認められて初めて存在することが可能となり、事業活動を継続できます。これらから、本稿では「アントレプレナーシップは起業家・企業家を包括する広い概念であり、アントレプレナーが新しい価値を創造し、社会や市場に受け入れられるのに必要な能力」と定義します。

アントレプレナーシップの概念とその領域　図

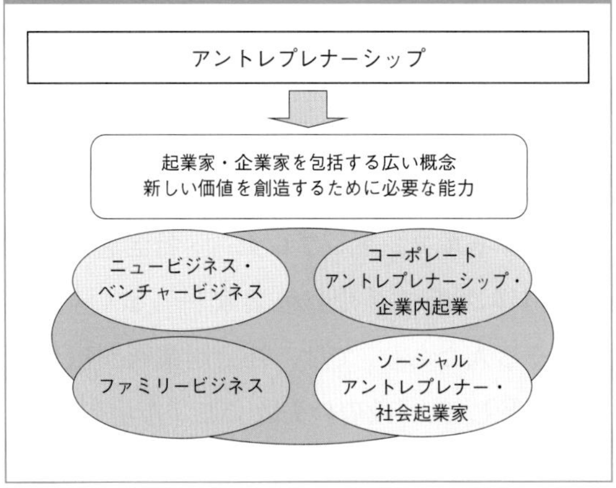

〈出典〉バブソン大学：Entrepreneurship概念図，（黒木正樹訳），バブソン大学教育資料，2007.（reprinted with permission from Bobson college.）

図の4つの丸で囲んだ領域に注目してください。「ニュービジネス・ベンチャービジネス」「コーポレートアントレプレナーシップ・企業内起業」「ソーシャルアントレプレナー・社会起業家」「ファミリービジネス」において活動する人たちにも、アントレプレナーシップは大切な能力であることを示唆しています。以下に、それぞれの領域について説明していきます。

❶ニュービジネス・ベンチャービジネス

ソフトバンクグループ株式会社の孫正義氏、楽天グループ株式会社の三木谷浩史氏、株式会社ユーグレナの出雲充氏などが挙げられます。これらは、彼らが市場や社会にはなかったサービスや商品・ビジネスモデルを構築してきたからこそ存在し得るベンチャービジネスです。

このタイプのアントレプレナーの活躍が目立つことから、多くの研究者は「アントレプレナーシップ教育＝彼らのような人材を育成する教育」と考えています。

❷コーポレートアントレプレナーシップ・企業内起業

既存の企業内での創業、または新規事業部門

＊3 https://www.babson.edu/entrepreneurship-center/thought-leadership/babson-college-entrepreneurship-research-conference-bcerc［2023.3.14 確認］

を立ち上げる人たちの活動も、アントレプレナーシップの領域に入ります。このタイプのアントレプレナーの活動も、社内外の市場に認められ受け入れられなければ、企業（事業）として存続できません。

❸ソーシャルアントレプレナー・社会起業家

町田洋次氏の『社会起業家―「よい社会」をつくる人たち』[7]では、社会起業家が出現する理由として、「政府の失敗」と「市場の失敗」を挙げています。社会では誰もが幸せになることを願いながら生活し経済活動を行っていますが、現実には、政府や地方自治体が施行する法律や条例によっては守られない人たちや、ホームレス、自殺者、失業者がいます。社会起業家は、政府の施策や大手企業が直接支援できない分野をカバーしています。

❹ファミリービジネス

一例として、日本の伝統的食品である醤油やみそ、酒などを取り上げます。それらは、100年、200年前の伝統的な手法のまま現在も製造されているのでしょうか。

人々の味覚は、幼少期・青年期・中年期・老年期をとおして変化し続けます。当然、現在、伝統食品をつくっている職人の味覚も200年前の職人のそれとは異なっています。また、200年前よりも、今、われわれが使える調味料の数ははるかに多いのです。つまり、職人は幼少期から200年前の職人が食し得ない食品や味付けに触れることによって、20歳前後で伝統食品づくりにかかわり始めるときにはすでに、200年前の職人と違った味覚を持っているのです。伝統食品をつくる過程で現代の消費者が受け入れる味覚をひそかに取り入れているからこそ、市場で生き残ることができているのです。

このようなことからも、アントレプレナーシップの領域が多岐にわたり、決してベンチャービジネスの創業活動だけではないことは明らかです。

アントレプレナーシップの特徴とは

アントレプレナーが持つ特徴についても、多くの研究者たちが特定を試みてきました。

ガードナー[8]によると、「1930年代にシュンペーターは“アントレプレナーは、創造的破壊をもたらす人、イノベーションを実現する人”と定義し、1970年代にティモンズ[*4]は“アントレプレナーは自己の能力を信じてゴールを見すえ適切なリスクをとることができ、組織や資源をコントロールすることに長け、クリエイティビティやイノベーションに長けている特徴を持つ”と論じた」としています。

以下に、ミラーの論文[9]を基にアントレプレナーの大切な10の特徴を述べます。

①好奇心

成功したアントレプレナーは、ほかの組織のリーダーとは一線を画す明確な性格・特性を持っています。その1つが「好奇心」です。好奇心を持ち続ける能力によって、アントレプレナーは継続的に新しい機会を探すことができ、自分が知っていると思うことに満足せず、さまざまな展開への道を探ります。好奇心がなければ、アントレプレナーとして、新しい機会を発見するという目的を達成することはできません。

---

*4　1980～1990年代にかけて米国におけるアントレプレナーシップ研究を牽引してきた研究者の1人

*5　チームビルディングやチーム力の大切さは、米国社会の多くの場面で語られている。米国は個人主義的な傾向が強いと思われがちだが、アメリカンフットボール・ベースボール・バスケットボールなどの団体競技を好む米国人は多い。米国人は、一部の日本の研究者が紹介するよりも、また日本人よりも仲間やグループを大切にする。成功しているベンチャー企業ほど、仲間を大切にしている事実に目を向けてほしい

②適切に検証する

アントレプレナーは構造化された検証を理解し、それを行う必要があります。アントレプレナーは新たな機会が訪れるたびに、それを追求する価値があるかどうかを判断するために検証し、構造化した上で実施します。例えば、まだ十分に満たされていない需要に応える新しい製品やサービスのアイデアがある場合、顧客が喜んでお金を払うようにする必要があります。そのため徹底的な市場調査によりアイデアを検証し、その実効性を判断する必要があるのです。

③適応力

ビジネスは常に変化しています。アントレプレナーシップは反復的なプロセスであり、新しい機会と課題がビジネスの発展段階で次々と表れます。すべての展開に備えることは不可能ですが、成功するアントレプレナーには適応力があります。予期せぬ変化が起きても状況を把握し、ビジネスを前進させ続ける適応力を持つことが必要です。

④決断力

アントレプレナーは成功するために難しい決断を下します。アントレプレナーにはリーダーとして、資金調達や戦略からリソースの割り当てまであらゆる側面でビジネスを軌道に乗せる責任があります。その決断が常に正しいとは限りませんが、最後までやり遂げる自信を持つことが大切です。結果が好ましくないことが判明した場合は、是正措置を取るという決定も同様に重要です。

⑤チームビルディング

成功するアントレプレナーの多くは、自分の長所と短所を認識しています。彼らは、欠点を理由に足を引っ張り合うのではなく、自分の能力を補完するバランスのとれたチームを構築します。多くの場合、ベンチャービジネスを成功に導くのは個人ではなくチームです。そのため、ビジネスを始めるときは、補完的な才能を持ち、共通の目標に貢献するチームメイトに囲まれることが重要です[*5]。

⑥リスクマネジメント力

新規企業を立ち上げるには、しばしばリスクを伴います。アントレプレナーは、そのリスクを負わねばなりませんが、リスクを最小限に抑えるための措置を講じます。新規企業を立ち上げるとき、多くのことがうまくいかない中で、アントレプレナーはリスクを軽減するための努力と手段を理解しているものです。

⑦失敗を受け入れる度量

リスクを管理し、計算された意思決定を行うことに加え、アントレプレナーには失敗を受け入れる度量と覚悟があります。リスクの多くは回避できますが、避けられないものもあります。成功するアントレプレナーは、回避する術を知ることで失敗に備え、ダメージを最小限にする術を知ることで失敗に慣れる必要があります。リスクをとることに踏み込めない人たちの多くは失敗を恐れていますが、アントレプレナーは成功する姿を想像し、同時に困難も予想しながら準備することの大切さを理解しています。

⑧持続力

失敗を克服し成功したアントレプレナーは、その道で成功するか、さらに別の事業に取り組んでいるものですが、事業を展開する中で、その行動や追求を簡単にあきらめることはありません。アントレプレナーは失敗から学び、困難は成長する機会と捉えています。アントレプレナーを成功に導く要因の1つは、失敗から学び、疑問を持ち続け、目標を達成するまでやり抜く意欲、つまり持続力です。

⑨イノベーション力

イノベーション力とは、戦略的思考のスキルを開発することで、革新的な機会を見つけ、イノベーションを通じて事業を成功に導くための開発力・認識力と捉えられています。多くの人が、アントレプレナーシップにはイノベーション力が密接に関係しているという考えを持っていますが、スタートアップ企業の中には、既存の製品やサービスを利用して、変化する市場のニーズを満たすために改善して成功した例もあります。すなわちイノベーション力が、一部のアントレプレナーが持つ特徴であることも事実です。ちなみに、アメリカの教育界では、イノベーション力は育成可能な一種の戦略的考え方と捉えています。

⑩長期的な焦点

多くの人はアントレプレナーシップについて、ビジネスを始めるプロセスであると考えています。確かに、アントレプレナーシップはベンチャー企業立ち上げの初期段階において重要ですが、ビジネスが開始されればプロセスが終わるわけではありません。歴史上最大の機会のいくつかは、ベンチャーが立ち上げられたかなり後に発見されている、つまり、アントレプレナーシップは長期的な取り組みであり、アントレプレナーは長期的な成功を確実にするために、終始、プロセスに集中する必要があるのです。

結論：アントレプレナーシップとは、アントレプレナーが持つ知識と行動能力

最新の情報と研究に基づくと、アントレプレナーシップは、これまで述べてきたような特徴を持つ者（アントレプレナー）が、その特徴を生かして新しい価値を創造し、社会や市場に受け入れられるために必要な能力を発揮し、創業活動と永続する事業活動をする行動能力といえます。しかし、「アントレプレナーシップはこうであるべき」と決めつけるのではなく、どのような仕組みやサービスが受け手のためになるかを考え、まずは小さな実験から取り組み始める行動の中に、アントレプレナーの「何か新しいことをしよう」「人と違うことをしよう」という本質があると考えます。

●引用・参考文献

1）Liberto D.：Who Was Joseph Schumpeter and What Was He Known For?, investopedia, 2022.（https://www.investopedia.com/terms/j/joseph-schumpeter.asp）［2023.2.12確認］
2）Schumpeter J.A.:Entrepreneur 企業家とは何か,（清成忠男訳）, 東洋経済新報社, p.88-90, 1998.
3）Gates B., et al.：The Road Ahead（revised and updated）, Penguin Books, 1996.(ビル・ゲイツ：ゲイツ 未来を語る〈アップデート版〉,〈西和彦訳〉, KADOKAWA〈旧アスキー〉, 1997.)
4）Isaacson W.：Steve Jobs, Simon & Schuster. 2011.（ウォルター・アイザックソン：スティーブ・ジョブズⅠ,〈井口耕二訳〉, 講談社, 2011）（ウォルター・アイザックソン：スティーブ・ジョブズⅡ,〈井口耕二訳〉, 講談社, 2011）
5）バブソン大学：Entrepreneurship 概念図,（黒木正樹訳）, バブソン大学教育資料, 2007.
6）黒木正樹：アントレプレナーシップとは?, 日本ベンチャー学会 会報, Vol. 52, p.1-2, 2010.
7）町田洋次：社会起業家―「よい社会」をつくる人たち, PHP 新書, p.94-98, 2000.
8）Gardner W.B.：Who Is an Entrepreneur? Is the Wrong Question, Entrepreneurship Theory and Practice, 12(4), p.49-56, 1989.
9）Miller K.：10 Characteristics of Successful Entrepreneurs, Business Insights, Harvard Business School Online.（https://online.hbs.edu/blog/post/characteristics-of-saccessful-emtrepreneurs）［2023.3.20確認］

●立命館大学
〒567-8570
大阪府茨木市岩倉町 2-150 大阪いばらきキャンパス
https://www.ritsumei.ac.jp

第1章

アントレプレナーの人事・組織マネジメント

〈各論1〉看護界で求められるアントレプレナーシップ／坪田 康佑

〈各論2〉看護アントレプレナーの事業戦略と組織戦略／川添 高志

〈各論3〉看護師の“活躍の場の拡大”に向けて／高田 望

〈各論4〉リーダーシップの本質“Lead the Self”という考え方／伊藤 羊一

〈各論5〉事業と組織を同じ比重でつくり上げる
徹底した組織づくりがもたらすもの／鈴木 一平

〈各論１〉
看護界で求められるアントレプレナーシップ

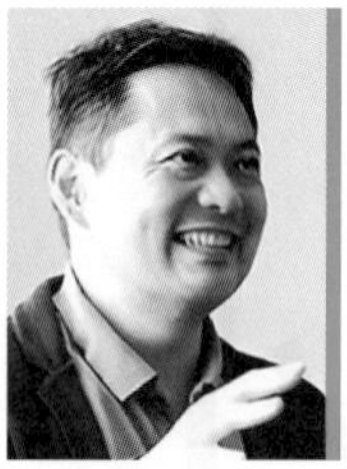

一般社団法人日本男性看護師会
理事／看護師
坪田 康佑
（つぼた こうすけ）

2005 年慶應義塾大学看護医療学部卒業。米国カニシアス大学でMBA 取得後、株式会社コーチ・エィでコーチングに従事。その後、無医地区で診療所や訪問看護ステーションを開設。全事業を売却し、事業支援家となる。2021 年ケア衣料品でグッドデザイン賞を受賞。2023 年「産業保健師スクール」を開校。

看護界で求められるアントレプレナーシップについて、それが看護界に必要とされる理由、ソーシャルビジネスの意義と展望を軸に、自身の起業経験を交えながら解説します。

今、日本で求められているアントレプレナーシップとは？

今、日本ではアントレプレナーシップが求められています。

例えば、経済産業省が学生向けに「起業家教育事業」を行っていますし、文部科学省が「全国アントレプレナーシップ人材育成プログラム」を主催したり、アントレプレナーシップ教育推進のための「起業家教育推進大使」を任命したりしています。このように、国を挙げてアントレプレナーシップ教育の推進に力を注いでいるのです。

推進が加速したきっかけは、2022年 11月に開催された第 13回新しい資本主義実現会議において、「スタートアップ育成５か年計画」が決定したことです。これにより、2022年をスタートアップ創出元年として、５カ年計画にのっとって国全体でスタートアップを創出していくことが示されました。ちなみに、スタートアップとは米国シリコンバレーで使われ始めた言葉で、当初は「新しくできた企業」という意味でしたが、現在では「急成長する企業」のことをいいます。

アントレプレナーシップとは「起業家精神」[1]と訳されますが、ここ最近は、ただ事業を起こすだけの起業家ではなく、「急成長する事業を起こして、世の中を変革させる起業家」のことを指すことが多いようです。つまり、アントレプレナーシップという言葉も進化しているのです。経済産業省産業構造審議会の研究開発・イノベーション小委員会[2]などでは、「アニマルスピリッツ」という言葉が使用されていました。その意味するところは、損得勘定のみでは合理的に説明できない「事業を起こそうとする者の直感的・野心的な意欲や衝動」です。今、求められているアントレプレナーシップには、従来の起業家精神に加えて、このアニマルスピリッツの意味が込められています。本稿では、こちらを便宜上、「ビジネスアントレプレナーシップ」と呼ぶことにします。

アントレプレナーシップとナイチンゲール

アントレプレナーシップという言葉は新しい言葉のように思えますが、実はフローレンス・ナイチンゲール（1820～1910年）の時代よりも前からあります。アントレプレナーという言葉が初めて使われたのは、フランスの経済学者リチャード・カンティロンが1755年に刊行した『商業試論』とされています。

世界保健機関（WHO）は、健康の定義を「完全な肉体的、精神的及び社会的福祉の状態であり、単に疾病又は病弱の存在しないことではない」としています[3)]。さらに、その社会的決定要因は人々が生まれ、成長し、働き、生活し、年をとる条件と、日常生活の条件を形成する一連のより広い力であり、経済政策やシステムには開発アジェンダ、社会規範、社会政策、政治システムなどが含まれると捉えられています。

看護の仕事を広く捉え過ぎかもしれませんが、看護の原点ともいえるナイチンゲールが実践してきたことはこの定義のとおりで、現場観察から目の前の患者だけでなく、社会的要因の解決にも積極的に参画しました。現在、病院に当たり前のようにある配膳簡易リフトや湯パイプ、ナースコールなどの発明をはじめ、“ナイチンゲール病棟”[＊1]の設計、鶏のとさかのような円グラフの考案、ナイチンゲール基金の創設、ナイチンゲール看護学校の設立など、枚挙にいとまがありません[4, 5)]。

＊1　細長い１つの大部屋の中央にナースステーションを設置し、それを挟むように左右の壁に沿ってベッドを15床程度ずつ並べたスタイル。看護師は常に患者の様子を見渡すことができた

これらナイチンゲールの偉業と比較するとささやかかもしれませんが、看護師は常に創意工夫をしながら看護を実践しています。例えば、在宅看護の現場では、点滴台がなければハンガーを活用したり、洗髪の際に使うお湯はペットボトルでかけ、オムツでキャッチしたりしています。アントレプレナーシップとは、何も特別なものではなく、看護にとってはナイチンゲールの時代から当たり前にあるものなのです。

あらためて考えるアントレプレナーシップの必要性

●将来を予測するのが困難な“VUCA時代”

アントレプレナーシップとともに発展してきた看護界では、臨床家も研究者もともに育ち、歴史を積み重ねてきました。看護の仕事においては経験を基にした未来予測が可能となり、不確実性の大きな事態と直面することは減ってきましたが、社会は将来を予測するのが困難な「VUCA時代」に突入しています。VUCAという言葉は、Volatility（不安定さ）、Uncertainty（不確かさ）、Complexity（複雑さ）、Ambiguity（曖昧さ）の頭文字をとった言葉です[6)]。

ここ数年の間にも、COVID-19やインターネット依存症といった、新たな感染症や症状が起こったり、ゲームやアプリが“デジタル治療薬”として処方されるようになりつつあります。ほかにも、数年前には夢物語であったメタバース空間に病院がつくられたり、音声でカルテを入力できたりするようになりました。

また、医療AIやオンライン診療、IoMT（Internet of Medical Things）などの技術の進化によって、医療に関する法律も変化しています。医療の問題点も、医療費の高騰、高齢社会

による弊害、先端医療と均てん化のバランスなど、より複雑化しています。そのため、今こそ不確実性に直面したときに意思決定をするアントレプレナーシップが必要とされているのです。

●**訪問看護で求められるビジネスアントプレナーシップ**

訪問看護の世界では、特にビジネスアントレプレナーシップが求められています。これまでは、訪問看護ステーションの数を増やすための開業（事業を開く）が求められていましたが、現在は事業を急成長させ世の中を変革する起業（事業を起こす）が求められています。

2014年の診療報酬改定で「機能強化型訪問看護ステーション」が制度化され、機能強化型訪問看護管理療養費1・2が、2018年には機能強化型訪問看護管理療養費3が創設されました。これらにより、訪問看護ステーションの大規模化が推進されてきました。

ここまでならば開業の延長線上ですが、2024年から始まる第8次医療計画に関する厚生労働省の検討会では、24時間体制やターミナルケア等の機能や役割に着目した整備、ステーション間の連携、ICTの活用等による機能強化・業務効率化等の推進が盛り込まれました[7)]。これは、起業家としての側面も求められていると考えます。

医療機器等の最先端事例は病院のほうが導入しやすいですが、生活の場におけるそれは、訪問看護のほうが有利でしょう。日本看護協会主催の「看護業務の効率化先進事例アワード」では、2019年に、訪問看護リハビリステーションアオアクアなどが音声入力による業務効率化で受賞しました[8)]。すでに訪問看護の世界では、電子カルテを搭載したタブレット端末や、患者やケアマネジャーとやりとりをするためのスマートフォンを採用しており、音声入力はApple社のSiri（2012年）やGoogle社のGoogleアシスタント（2017年）などの機能が身近なものになっていました。筆者も2014年にはSiriを使って利用者のバイタルサインや連絡事項などを記録していました。

オンライン診療が普及しつつある現在、今後はいっそう、訪問看護にD to P with N（Doctor to Patient with Nurse：患者が看護師等といる場合のオンライン診療）が求められると予想されます。また、COVID-19対策で看護職員による電話や情報通信機器を用いた訪問看護が認められるようになり、その有効性が証明されたため、今後の新たな活用が期待されています。

筆者が起業した理由

実はわが家は創業者一族ならぬ、“各々が創業してきた一族”です。母方も父方も曾祖父の代から起業家です。そんな環境で育ったため、筆者も起業に憧れ、いつか起業したいと考えていました。看護系学部への進学もその一環です。

中学生のころ、眼科医だった父の職場見学でアイバンクセンターに行きました。その際、角膜移植は採算が合わない事業のため寄付で成り立っていると知り、採算が合わないものを運営する医療ビジネスに興味を持ちました。その後、大学は医学部か経済学部かと悩んでいたときに、慶應義塾大学に新たに看護医療学部が設立されると聞きました。その説明会で看護の可能性について知り、「医療は患者がいないと成り立たない。患者の声を一番多く聞けるのは医師ではなく看護師である」と納得して進路を決めました。しかし、なかなか起業する勇気が持てずにいたところ、大学時代からの親友である川添高志氏（ケアプロ株式会社）[*2]と高丸慶氏（株式会社ホスピタリティ・ワン）の影響でようやく起業することができました。

筆者は起業することが漠然と怖かったため、慶應ビジネスコンテストでの入賞など自分に自信をつけるための機会をつくりながら、へき地での医療サービス提供を目的に起業することにしました。というのも、国民皆保険制度で医療費を間接的に支払っているにもかかわらず、近隣に医療機関がないために医療サービスを受けられない人がいることに違和感を持ったからです。まず、無医地区でオンライン診療や医療AIを活用したビジネスモデルの構築を試みました。その上で、実際に医療拠点となる診療所を開設したものの、近隣に薬局や訪問看護ステーションがありません。そこで、訪問看護ステーションを開設し、薬局の誘致活動を行いました（この事業は、その後、過労で3カ月ほど緊急入院をしたこともあり、すべての事業を各ビジネスに関心がある医療サービス提供者にそれぞれ承継しました）。

ソーシャルビジネスの意義と展望

筆者がへき地医療ビジネスに挑戦しながら意識していたのがソーシャル・アントレプレナーシップです。いわゆる、社会的・公共的な目的を優先して設立されたスタートアップ企業がそれにあたります[9)]。従来、非営利セクターが占有してきた領域でのアントレプレナーシップのことですが、違いは寄付金などの外部資金だけに頼らず継続的に収益を上げ、さらに新たな社会的価値を生み出している点です。

＊2 本号 p.17-21, 40-47 参照

看護師は社会課題を見つけるのが本当に得意です。例えば、1997年に設立され成長を続けている全国訪問ボランティアナースの会「キャンナス」では、その支援活動は多種多様です。「雇用されているから」「仕事の範囲外だから」という理由で思うような実践ができなかった看護師が、それを実現する機会を得るとさまざまな活動を始めます。看護師は、この起業家として大切な「課題発見力」を備えています。加えて、看護師は支援が必要と判断するとすぐに反応し体が動く能力も備えています。支援の経験があるからこそ、そこから継続的な仕組みを考えられるようにもなります。

看護師は、優れた社会起業家でもあるナイチンゲールの思いをしっかりと受け継いでいます。今後、ビジネスアントレプレナーシップを意識することで社会的課題を解決する看護師がたくさん誕生するでしょう。

実際、2023年1月だけでも3人の看護師起業家の活躍がありました。教育用電子カルテを提供する株式会社Medi-LX代表取締役の池辺諒氏は、経済産業省主催の「ジャパン・ヘルスケアビジネスコンテスト（JHeC）2023」[10)]で優秀賞を受賞しました。また、看護師らを対象としたプラットフォーム「chokowa」を開発・運営する株式会社Cone・Xi代表取締役の高木大地氏は、「トヨタ・モビリティ基金（フェーズ2）」のファイナリストに採択され、「障がいのある方の移動ニーズを叶える、看護師マッチング移動支援プロジェクト」の実証実験を開始しています[11)]。さらに、看護師特化型メンタルヘルスケアサービス「ナースビー」を提供する株式会社Plusbase代表取締役のWim.サクラ氏らは、マイクロソフト社によるスタートアップ支援プログラム「Microsoft for Startups」に採択

され、サービス開始から3カ月でユーザー登録者数が1000人を超えています[12]。

皆さんも、ぜひご自身の「課題発見力」を生かして社会を変革してください。

●引用・参考文献

1）入山章栄：世界標準の経営理論，ダイヤモンド社，p.686, 2019.
2）経済産業省：第26回 産業構造審議会 産業技術環境分科会 研究開発・イノベーション小委員会．(https://www.meti.go.jp/shingikai/sankoshisankoshin/sangyo_gijutsu/kenkyu_innovation/026.html)［2023.2.3確認］
3）外務省：世界保健機関憲章．(https://www.mofa.go.jp/mofaj/files/000026609.pdf)［2023.4.16確認］
4）松村啓史：ナイチンゲール、ドラッカー、クリステンセンに学ぶ看護イノベーション，メディカ出版，p.25-26, 2017.
5）ボン・ク，他：ヘルスデザインシンキング，(百合田香織訳)，ビー・エヌ・エヌ，p.96-97, 2020.
6）服部桂，他：人工知能はナイチンゲールの夢を見るか？，日本看護協会出版会，p.101-102, 2022.
7）厚生労働省：第8次医療計画等に関する検討会の意見のとりまとめ．(https://www.mhlw.go.jp/content/001055132.pdf)［2023.4.16確認］
8）公益社団法人日本看護協会：看護業務の効率化先進事例アワード．(https://kango-award.jp/works1/)［2023.2.3確認］
9）前掲1)，p.696, 2019.
10）経済産業省：「ジャパン・ヘルスケアビジネスコンテスト（JHeC）2023」グランプリが決定しました！, 2023.(https://www.meti.go.jp/press/2022/01/20230127001/20230127001.html)［2023.2.3確認］
11）トヨタ・モビリティ基金：訪問看護師が整える 障害のある方とその家族が安心して観戦できる環境づくり，Make a Move PROJECT！活動報告サイト．(https://mobility-contest-blog.com/cone_xi-2022)［2023.4.16確認］
12）株式会社PR TIMS：Plusbaseが、「Microsoft for Startups」に採択。看護師特化型メンタルヘルスケアサービス「ナースビー」のユーザー登録者数は、3ヵ月で1,000人を突破．(https://prtimes.jp/main/html/rd/p/000000005.000097455.html)［2023.4.16確認］

●一般社団法人日本男性看護師会
〒130-0026
東京都墨田区両国4-15-6
https://nursemen.net

〈各論 2〉
看護アントレプレナーの事業戦略と組織戦略

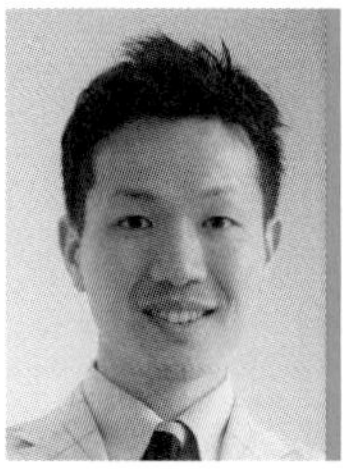

ケアプロ株式会社 代表取締役
ケアプロ在宅医療株式会社 取締役
株式会社 CHCP ホームナーシング
エグゼクティブ・フェロー
看護師／保健師
川添 高志
（かわぞえ たかし）

2005 年慶應義塾大学看護医療学部卒業。経営コンサルティング会社や東京大学医学部附属病院での勤務を経て 2007 年に 25 歳でケアプロ株式会社を設立。一般社団法人日本在宅看護学会、一般社団法人日本看護管理学会、一般社団法人日本開業保健師協会、一般社団法人 Nurse for Nurse などの理事を兼務する。

看護アントレプレナーとして、事業と組織の両面で、リスクをどう捉え、戦略的にどう歩んでいく必要があるのかについて考察します。

「看護アントレプレナー」とは

「看護アントレプレナー」とは、新たな看護の業を起こすことを通して社会のあり方を変え、社会課題を解決する起業家であると考えています。単に会社をつくったり、訪問看護を展開したりするだけでなく、真に革新的な看護の業を起こし、社会や業界に新たな価値観や常識、仕組みをつくることが特徴といえます。

そのため、すでにできあがった訪問看護というビジネスモデルを、ほかと同様に展開することは、経営ではあるものの「看護アントレプレナー」とはいえません。一方、訪問看護においても、これまでにない事業や組織のモデルを開発している場合は「看護アントレプレナー」といえるでしょう。また、経営者だけでなく、教育者や臨床家、研究者などであっても看護アントレプレナーに相当することがあります。

看護アントレプレナーに求められること

看護アントレプレナーとして、新しい道を切り拓いていくことは容易ではありません。「事業」と「組織」という2つの側面に常に悩まされます。もっと平たく言えば、「金繰り」と「人繰り」です。経済的な合理性のある判断と、人間味あふれる器の大きさが求められます。それゆえ、看護アントレプレナーの道は、看護師として、経営者として、人として、大きな成長機会になるといえます。

フェーズ（段階）別のリスク

事業によって異なりますが、起業家として、フェーズ（段階）別に捉えるべきリスクについて**表**018ページに示し、以下に概説します。

●「課題発見・起業」フェーズ

このフェーズでは、自分の意志が弱く、起業をあきらめてしまうことが最大の壁です。また、市場がない中で自分の思いを優先して起業を決

起業家としてのフェーズ別リスク		表
フェーズ	事業リスク	組織リスク
課題発見・起業	・市場選択ミス ・市場や競合の調査不足	・自分の意志が弱い ・事業構想力の欠如
サービス・商品の開発	・利益が出ないビジネスモデルの構築 ・ガバナンス不足 ・初期の資金不足とオーナーシップ不足	・適格な立ち上げメンバーの不足 ・人脈不足 ・利害関係調整の不調
事業開始	・黒字化できず撤退 ・マーケティング不足	・品質管理不足 ・経営管理不足
事業成長	・市場や競合の変化 ・成長資金の枯渇	・後継者不足と組織力不足 ・ブランディング不足

意したものの、事業性の低い領域に進んでしまうリスクもあります。市場の規模・課題・競合の特徴を調査しなければ、差別化したサービスをつくることはできません。さらに、この段階ではある程度の事業構想を資料に落とし込み、それを周囲に説明できることが必要ですが、魅力的なビジョンを見える化できない人がいます。

●「サービス・商品の開発」フェーズ

このフェーズでは、起業した高揚感から気持ちは高まっていますが、現実を直視しないと利益が出ないビジネスモデルにしてしまうリスクがあります。そのため、原価や販売管理費などを踏まえた価格設定や事業を円滑に遂行するための体制を構築することが大切です。また、看護サービスは、その内容によっては医療法・保健師助産師看護師法・労働基準法・会社法などに抵触する恐れがあるため、必要に応じて自治体の担当者や弁護士に確認します。加えて、資金不足で事業の立ち上げができないリスクに備え、初期投資に必要な資金を、自己資金のほか金融機関やエンジェル投資家などから集めておく必要があります。ただし、株式会社では株の持ち分が下がると経営権を取られ、オーナーシップ（所有権）を失うリスクがあります。

この時期はなんでも自分で対処してしまいがちですが、ともにリスクを負ってくれる立ち上げメンバーやビジョンに共感して助言や人の紹介等をしてくれる人脈が大切です。立ち上げメンバーにはマルチタスクをこなし、大変なことにも意義を見いだす人が求められます。決められた業務しかできない人材を採用しないことが必要です。さらに、看護サービスを展開する上で抵抗勢力となるような利害関係者の存在を把握し、そのような人たちにも自ら歩み寄り、良好な関係を構築しつつ情報を入手することが求められます。

●「事業開始」フェーズ

ここで最も考えなければならないことは、黒字化できずに市場から撤退するリスクです。黒字化するまでの投資リスクにどの程度耐えられるのかを設定し、黒字化までに必要な資金を調達します。

新しい市場には、即座に多くの顧客が飛びつくわけではありません。このフェーズにおいては、最初から新しいものを積極的に導入するイノベーター（革新者）や、今後普及するかもしれないサービスにいち早く目をつけるアーリーアダプター（初期採用者）と言われる顧客像を明確にし、その後、市場のマジョリティ（追随者）に広めていきます。そのためには、誰に、何を、どのように届けるのかというマーケティング戦略が重要です。

看護サービスにおいては医療事故やクレームなどの品質管理のリスクがあります。個人情報の取り扱いに関する契約、医療事故を予防するための教育やマニュアルの整備、保険加入などの対応が必要です。さらに、一般的な事業と同様、労務や経理、法務面の管理についてICT等を活用しながら無理なく、無駄なく、むらのないように取り組みます。売上拡大のためにと営業に経営資源を割きがちですが、管理面を整えてから営業を拡大したほうが持続可能性は高まります。

●「事業成長」フェーズ

事業が軌道に乗り、気持ちに余裕が出てくる段階ですが、市場と競合の変化に対応する必要があります。少子高齢化や地域消滅といった需要の変化はもちろん、競合や代替サービスの動向を注視します。また、法改正や物価上昇、科学技術の進歩、災害などの事業環境もリスク要因となるため、世の中の情勢を把握します。特に、市場が大きく成長するタイミングでは、資本力のある大企業等が看護事業に後発参入してくることがあるため、新たな投資リスクを背負ってでも成長させるべきかどうか、意思決定が求められます。

また組織が大きくなってくると、採用の見極めが甘くなったり、教育が行き届かなくなったりするリスクがあります。それらの適正な判断には、トップマネジャーやミドルマネジャーの育成と権限委譲、専門性を発揮し合える組織文化の醸成、価値基準のすり合わせが必要です。さらに、起業家個人のカリスマ性やサービス自体の競争力だけでなく、法人としてのブランドを構築しておかなければ、業界における存在価値が低下し、採用や販促において劣勢な立場になるリスクもあります。

リスクの把握方法

ここまでフェーズ別にリスクを述べてきましたが、実際には事業によってリスクが異なりますし、どのフェーズにも同じリスクが存在することがあります。

看護事業を構想し展開していく際は、その事業に関して100個以上のリスクを具体的にリストアップし、優先順位の高いものから取り組んでいきます。自分ひとりでリスクを考えるのには限界があるので、必ず自分とは立場が異なる人たちの意見を聞くようにします。例えば、顧客や患者団体、弁護士、税理士、ベンチャー企業に投資して経営に参画するベンチャーキャピタリスト、金融機関の関係者、同業他社の経営者、被雇用者として想定する看護職、自分の家族、大学教授、メディア関係者、行政担当者、政治家などです。

リスクの峻別方法

リスクの優先順位は、「リスク発生率×発生時の経営への影響度」から導くことができます。自社の努力で発生率や影響度を下げることは可能ですが、市場や競合などの外部因子によって発生率や影響度が高まることもあります。リスクは変動的なので、定期的なリスクアセスメントとリスク対応のプランニングが欠かせません。特に気をつけたいのは、自分にとって対処が苦手なリスクを後回しにしてしまうことです。また、あるリスクに対応していることをよしとして、ほかの大きなリスクを放置してしまうことのないよう留意しましょう。

リスク対応の実際

●効果とコストの関係

経営上、リスク対応による効果が、それにかかるコストよりも大きいことが重要です。例えば、大きな鎖があったときに、さびて最も弱い鎖の輪を放置していたことで鎖をすべて失うことがあります。この例では、弱い輪のみを早期に補修または交換することで、鎖全体を失わずに済んだはずです。

●看護アントレプレナーのリスク対応の事例

「事業リスク対応」の事例

ここでは、筆者が病院で看護師として働いていたころ、糖尿病患者が健康診断を受けずに重症化して入院するケースが多いことに着目し、「ワンコイン健診（現・セルフ健康チェック）」を開発した事例を紹介します。

この事業は、顧客が自己採血をした血液をすぐに機器で検査し、その場で検査結果を渡すサービスです。自己採血や検査自体は医療行為ではないため、医師不在で、どこでも事業展開できます。当初は医師と一緒に健診事業を実施することを考えましたが、それでは価格が高くなりますし、医療機関として構える必要もあり、より多くの人にサービスを提供することができません。そこで、法律を把握した上で、新たな方法を考えることにしました。

この事業の最大のリスクは、事業開始後に訪れます。診療所や病院ではない、これまでにない業態であったため、ある団体から「法律がない業態は認めるな」という声が挙がったのです。さらに行政指導が入り、検査機器が購入できなくなったり、店舗を撤退したりしました。しかし、やはり世の中には必要であり、産業としても魅力的な事業である、法律を変えることができれば市場は大きく広がるという確信がありました。つまり、リスクをチャンスと捉えたのです。そこで、その団体に自ら歩み寄って懸念点を聞き出すなど、丁寧に対応しました。また、国会議員や官僚等に働きかけ、マスメディアを通じて世論形成をしていきました。最終的に2013年の産業競争力会議でワンコイン健診の普及が提言され、法律が整備されました。結果として、2000カ所以上の競合店舗が現れるまでになり、看護の草の根活動が、新たな仕組みを創造することに成功したのです。

「組織リスク対応」の事例

次に、組織リスク対応における筆者の事例を紹介します。最も大きな組織リスクとして「新卒訪問看護師」の採用と育成がありました。当時、新卒を訪問看護で採用することは難しいという意見が多く、看護界にも「病院勤務を経験してから訪問看護をするべき」という人がいました。しかし、訪問看護の需要に対して供給が追いついていないため、若手でも訪問看護ができるようになることには大きなインパクトがあると考えました。また、看護基礎教育で在宅看護を学ぶようになった看護学生の中には、将来的に訪問看護のキャリアに興味を持つ人が一定数いることがわかりました。さらに、がんや難病などの重症度の高い人たちは、24時間365日の訪問看護対応へのニーズが高く、病院と同様に夜間や土日の対応を考えると、若さは大きな強みです。

そこで、「市場としての魅力が高いものの、競合他社が難しいと判断して参入していないからこそ自社の競争力を高めることができる」と考え、戦略的に新卒訪問看護師の採用と育成に取り組みました。また、自社のためだけでなく、看護界全体のために聖路加国際大学や全国訪問看護事業協会とともに新卒訪問看護師の採用や育成を支援するためのセミナーや研究に取り組み、市場をつくっていきました。結果として、新卒や新人の訪問看護師を採用する訪問看護事業所に対して補助金を出す自治体や、都道府県看護協会の中には独自のマニュアルや支援プログラムを提供するところが出てきました。

向かい風から逃げず、利用する

起業にリスクはつきものですが、リスクとうまく付き合っていくことが大切です。看護アントレプレナーとしては、最初は身近な仲間が追い風になってくれますが、事業や組織が大きくなるほど向かい風が強くなります。しかし、向かい風から逃げず、むしろ、向かい風を利用することでしか“大きな機体”は浮上しません。また、日本語の「無敵」や「戦略」という言葉は、戦を略(はぶ)き、敵がいない状態を指します。無駄な争いは避け、利害関係者と Win-Win のビジネス関係を構築する対話力や知恵が求められます。本当に社会に必要であるならば、なんとしてでも経営的に成り立たせ、法律が壁ならばその法律を変えていく、それくらいのリーダーシップを発揮していく必要があると考えます。

次代の起業家の皆さんへ

起業家になる秘訣があります。それは、「自分の好きなこと」と「自分の得意なこと」の最大公約数、つまり両者が最大限重なる領域を追求することです。好きなことであればつらくても続けることができ、得意なことであれば社会から評価されて稼ぐことができます。自分にしかない看護アントレプレナーの道を発見し、歩んでいってください。

●ケアプロ株式会社
〒164-0011
東京都中野区中央 3-13-10 JOY HAYASHI 3階
TEL 03-5389-1212
https://carepro.co.jp

〈各論 3〉
看護師の“活躍の場の拡大”に向けて

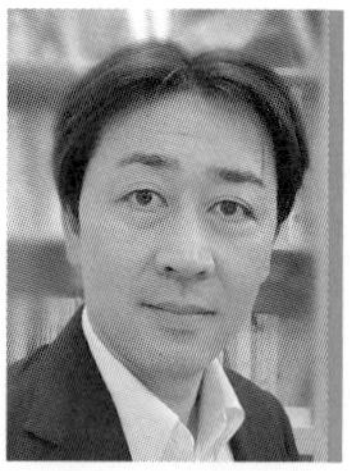

東北大学大学院医学系研究科
看護管理学分野 助教
株式会社 MEETUP STOCK 取締役
高田 望
（たかだ のぞむ）

2000 年東北大学医療技術短期大学部看護学科卒業後、東京大学医学部附属病院、東北大学病院にて勤務。東北大学大学院医学系研究科博士後期課程修了後、東北大学大学院医学系研究科看護管理学分野助教。2021 年に大学発ベンチャー企業「株式会社 MEETUP STOCK」を設立し、大学教員と兼務で取締役を務める。

看護師の“活躍の場の拡大”において、看護師が専門性を発揮することの意義、その必要性と可能性などを、看護師の自律性・専門職性の視点から論じます。

起業の動機は「自律性の獲得」

筆者は看護教員として働きながら、看護師向けの教育事業を行う「株式会社 MEETUP STOCK」を設立しました。当社は、大学教育や研究で培った成果の社会実装を目標とした大学発ベンチャー企業です。筆者が起業に興味をかき立てられた主な動機は「自律性の獲得」です。それまで、筆者が経験した病院や大学での仕事はいずれもやりがいのあるものでした。しかし、看護師が持つ権限の制限や被雇用者であることの組織的制約から、看護師が自律的に働くことの限界を感じるようになりました。起業することで、仕事における自律性が獲得できると考えたのです。自律性の獲得とは自分の判断で自由に決定することであり、起業の最大の魅力であると考えます。

本稿では、看護師の自律性、さらには専門職性の視点から看護師の“活躍の場の拡大”について論じたいと思います。

看護師は専門職か

●看護師の専門職化に関する課題

筆者が所属する研究室にはいくつかの研究テーマがあり、筆者は主に看護師の専門職化を進めることによる、看護師の社会的地位の向上を目標に研究に取り組んでいます。「看護師は専門職である」とする見方は、現在では世間一般におおむね受け入れられているように思います。しかし、かつて看護師は典型的な半専門職と考えられていた歴史があります。看護師の業務が医師の指示から完全に自律することが困難な点、看護学の科学としての体系化が不十分な点、専門職に相応する高い教育水準が維持されていない点、さらには専門職的権威や高い社会的評価が獲得できていない点など、看護師が専門職として確立するためには多くの課題があると指摘されてきました[1-4]。これらの報告は非常に古いものですが、指摘された点は現在にも通じる内容であり、看護師の専門職化に関する課題は完全に解決したとは言い難い現状にあります。事実、看護師や看護学生を対象とした多くの研究で、看護師は熟練した専門家ではあるものの、社会はまだ看護師を医師の仕事に従属し、学位を必要とせず、専門職としての自律性が不足した低いステータスの職業とみなしている実態が報告されています[5)]。研究活動や社業をとおしてこうした課題を解決し、看護師の専門職化を推進することが筆者の目標です。

●自己決定できないことへの不全感

筆者が看護師の専門職化に関心を持った経緯には、病院での経験が影響しています。筆者は新卒から17年間、2つの大学病院で看護師として働きました。そのうちの半分以上が集中治療室での勤務でした。集中治療室では、患者の回復促進や合併症予防に向け、看護師は担当する患者の全身状態を評価し、必要なケアについてさまざまな判断を行います。当然のことながら、経験を重ね知識を蓄えるほど、判断する力が向上して患者に必要なケアが見えてきます。半面、判断する力が向上するにつれ、「看護師は自分の判断で意思決定できる範囲が狭い」と実感し始めたのです。看護師がどれほど卓越した判断能力を培おうとも、医師に報告して指示や許可を得なければ行動に移せない場面がたびたびあります。看護師は自己の行動を専門職としての自分の判断で決定できないことが多いのです。

例えば、人工呼吸器を装着した患者に背側の無気肺が疑われ、体位ドレナージが必要と看護師が判断するとします。その際、看護師は医師に体位ドレナージが必要だと提案し、医師の判断を仰ぎます。体位ドレナージは循環動態に影響するため、医師の許可の下で実施すべきと看護師が考えることは適切な判断です。多くの場合、医師は看護師の意見に耳を傾け、尊重してくれます。患者に体位ドレナージを実施するという結果を見れば、このプロセスにはなんの問題もありません。ですが、同様のやりとりを繰り返すうちに、筆者は、看護師が判断しても医師の承諾なしに行動には移せない現実を身に染みて感じるようになりました。自分の判断で自己の行動を決定できない看護師は、本当に専門職といえるのだろうかと疑問を抱くようになったのです。このような自己決定できないことへの不全感が、私を専門職研究、そして後の起業に向かわせた原動力の1つとなりました。

専門職とはどのような職業か

もう少し、専門職について考えてみたいと思います。看護師の専門職化を考える場合、その前に「専門職とはどのような職業を指すのか」を明確にしなければなりません。現代では「国家資格に基づく職業」と緩やかに専門職を捉える人が多いのですが、資格は専門職の1つの要素にすぎません。専門職がどのような職業を指すのかについては1970年代ごろから学術的関心が寄せられ、多くの研究が行われてきました。非常に古い研究が多いのですが、実はこの時代から本質はあまり変化していません。さまざまな研究者が論じた専門職が有する特性を整理すると、おおよそ次の3つの特性に集約できます[6)]。

●その1：職業の基盤をなす高度な知識体系を有していること

専門職とは、他の職業は持ち得ない高度に体系化された知識に基づく職業であることを意味します。単なる知識や技術ではなく、理論体系と呼ばれる知識の基盤によって支えられていることが大切です[7)]。また、専門職は自分たちが仕事の中で用いる専門的知識や技術を、自分たちでつくり出します。この特性は、他の職業では専門職の仕事を代替することができないことを意味し、免許制や専門領域における排他的な権限の獲得をもたらします。専門職にはその職業に必須の高度な知識体系が求められ、高度な知識体系を持つがゆえに専門職は他の職業と区別されるのです。

●その2：公共性を有していること

専門職の職務は営利を主な目的とするのではなく、公益を目的とする利他的、あるいは愛他的な特性によって特徴づけられます[8)]。つまり、専門職とは自己の専門的知識や技能を用いて他者に貢献しようとする姿勢を有する職業であることを意味します。多くの場合、専門職は免許制に基づいて仕事を独占する法的権利を獲得し、いわば公的な権限を与えられています。専門職は一般の人に対して公的な権限に基づくサービスを提供しているため、専門知識を持たない一般の人は、専門職の支配下に入らざるを得ないという側面があります。そのため、専門職が権限の正当な行使者であると社会に認められるためには、彼らの職務は公益に資するものでなければならず、さらには彼らが専門職としての倫理性を備えていると一般の人から信用される必要があるのです。

●その3：自律性を有していること

自律性を有するとは、専門職が他者からの支配や干渉を受けないことであり、専門職の特性の中でもとりわけ重要な要素として考えられてきました。専門職は自己の行動を専門家としての判断で決定することができます。専門職が自律性を獲得するためには、自己の行動を選択できる判断能力を有すること、判断の責任を自分自身で引き受けられることが前提にあります。また、雇用される組織からも自律的であろうとします。雇用される組織による支配を避け、専門職集団に存在する価値基準を尊重します。つまり、雇用される組織にとっての都合のよさではなく、専門職として正しいかどうかという観点で行動を選択できるのです。このように、他職種や雇用される組織の支配を受けず、自分自身の行動を自律的にコントロールできることは専門職の重要な特性です。

自律性の獲得と看護師の“活躍の場の拡大”

●看護師の自律性の獲得に向けて

これまで述べてきた専門職の特性から看護師業務の実態を考えたとき、看護師が特に充足できていないのは自律性といえるでしょう。

看護師の業務は「診療の補助」「療養上の世話」の２つで構成されています。このうち、特に診療の補助において看護師の自律性は著しく制限されています。看護師は医師の指示なく診療行為をしてはならないと保健師助産師看護師法に明記されているからです。では、もう一方の療養上の世話に関しては看護師の自律した業務になっているかというと、そうとも言い切れないのが現状です。病院では、安静度の拡大や食事の判断など、療養上の世話の範囲に含まれる事柄に関しても、看護師が医師の指示や許可を求めるケースは多いでしょう。このような状況が、看護師の社会的地位や職業的威信に影響しているのです。

看護師の働く場の拡大は望ましいトレンドであると同時に、看護師の自律性の獲得に資するものであってほしいと考えます。なお、看護師の業務範囲の拡大と自律性の獲得は同義ではありません。例えば、2015年に施行された「特定行為に係る看護師の研修制度」によって、看護師の行い得る医行為の範囲が拡大しました。では、果たしてこの制度は看護師の自律性の獲得をもたらしたでしょうか。この制度は、医師がなすべき医行為を看護師が医師の代わりにさせられることになると懸念されており、看護師は従来にも増して、医師の手足として重宝され、看護師の自律性や専門性の確立から離れる危険性をはらんでいるとの指摘もあります[9)]。看護師が行う医行為の範囲の拡大によって、看護師が医師に近づいたかのように感じられるかもしれません。しかし、そこに自律性の獲得が伴わなければ、本当の意味での専門職化とはいえないのです。

●自律性が磨かれる場としての訪問看護

看護師による自律性の発揮と専門職化を推し進める場として、筆者らの研究室では訪問看護ステーションや高齢者ケア施設に大きな期待を寄せています。これらの領域では、医師不在でケアが展開されることが多く、看護師の自律的な判断の重要性が高まります。根底にある法的制約は同じですが、実質的には看護師が自分の判断に基づいて行動しやすい環境といえるでしょう。さらに、自律的に判断しなければならない環境に身を置くことで、看護師は鍛えられ、自律性が磨かれるのではないでしょうか。特に訪問看護への関心は、政府による在宅医療の推進や住み慣れた家で暮らしたいという国民のニーズを背景に、高まり続けています。筆者の周囲でも、さらなるやりがいを求めて病院から訪問看護に職場を変える看護師が増加しています。訪問看護の隆盛は、地域医療の質の向上だけでなく、看護師の自律性が磨かれる場として機能し、看護師の専門職化と看護界の発展に大きく貢献するであろうと期待します。

冒頭で、筆者が起業したいと考えた主な動機は自律性の獲得にあったと述べました。看護師が専門職として有する自律性と、事業主になることで獲得できる自律性は必ずしも同じではありません。看護師として満たすことが困難だった自律への欲求を、筆者は異なる方向の自律性で満たしたということになります。一般的に看護師の大半は被雇用者です。そのため、雇用される組織の規則や上位者の管理から逃れることは困難です。特に看護師は、労働者としての基本的な裁量さえ少ないと感じることがあるのではないでしょうか。

例えば、自分の専門性や希望が十分配慮されないまま病院の都合で部署異動を命じられることや、希望した日に休暇をとれないことなどはよく聞く話です。看護師は専門的な判断に限らず、こうした基本的な自律性さえ欠如することがあります。その結果、自律性が与えられないことに慣れてしまう節も見受けられます。起業は、自己の行動を自分の判断で決定できる楽しさを取り戻す契機になり得ると思います。

専門職としての発展に寄与する起業

本稿では、看護師の自律性と専門職性の視点から、看護師の“活躍の場の拡大”について論じました。専門職としての自律性も、起業によって獲得する自律性も本質は同じものです。自己の行動を自分の判断で決定できることは、顧客と従業員に対する責任の大きさであり、仕事の魅力であると感じるものの、すべての看護師がそのような状況を切望するとは思いません。

看護界はあまりに広く、そして多様です。責任が増すことを負担に感じ、自律的に判断することを避けたいと考える看護師もいるでしょう。しかし、看護師が専門職であろうとしたとき、自律とそれに伴う責任から生じる心理的な負担や不安を乗り越える覚悟が必要です。

看護師の“活躍の場の拡大”は、看護師の自律性の育成と同時に進めることで、看護師の専門職としての発展に寄与すると期待しています。

●引用・参考文献

1) エリオット・フリードソン：医療と専門家支配，（進藤雄三，他訳），恒星社厚生閣，p.20-22, 1992.
2) 天野正子：看護婦の労働と意識 半専門職の専門職化に関する事例研究，社会学評論，22（3），p.30-33, 1972.
3) 小板橋喜久代：今日の看護職の専門職水準，（保健・医療社会学研究会編），保健・医療における専門職，垣内出版，p.67-91, 1983.
4) 細田満和子：メディカル・プロフェッションの変容 職能集団として見た看護婦を中心に. ソシオロゴス, Vol.21, p.95-112,1997.
5) Hoeve Y.T., et al : The nursing profession, Public image, self-concept and professional identity A discussion paper, Journal of Advanced Nursing, 70（2）, p.304, 2014.（https://onlinelibrary.wilery.com/doi/epdf/10.1111/jan.12177）［2023.2.17 確認］
6) 高田望，他：看護師の専門職意識を構成する概念の検討，東北大学医学部保健学科紀要，25（1），p.47-57, 2016.（http://hdl.handle.net/10097/63008）［2023.2.17 確認］
7) Greenwood E.: Attributes of profession, Social Work, July, p.46, 1957.
8) 前掲 2），p.46.
9) 平林勝政：「特定看護師（仮称）」から「特定行為に係る看護師の研修制度」へ 法制化の評価とその問題点，看護管理，27（1），p.58-67, 2017.

●株式会社 MEETUP STOCK
〒980-0815
宮城県仙台市青葉区花壇 4-40-10
https://meetupstock.co.jp

〈各論４〉
リーダーシップの本質 “Lead the Self” という考え方

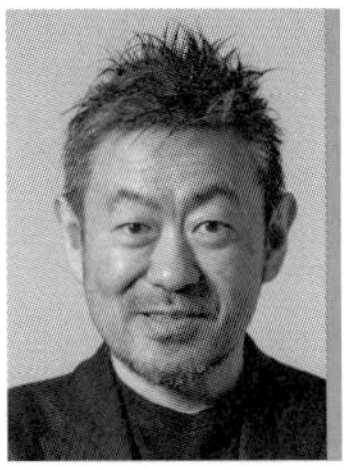

Ｚホールディングス株式会社
Ｚアカデミア 学長
武蔵野大学アントレプレナーシップ
学部（武蔵野 EMC）学部長
伊藤 羊一
（いとう よういち）

日本興業銀行、プラス株式会社を経て2015年よりヤフー株式会社に勤務。現在、Ｚホールディングス株式会社Ｚアカデミア学長として、社内外で次世代リーダー開発を行う。2021年武蔵野大学アントレプレナーシップ学部を開設し、学部長に就任。主な著書に『1分で話せ』（SBクリエイティブ、2018）、『「僕たちのチーム」のつくりかた メンバーの強みを活かしきるリーダーシップ』（ディスカヴァー・トゥエンティワン、2022）など。

リーダーシップおよびアントレプレナーシップの本質に“Lead the Self”（自らを導く）を挙げるのにはどのような意図があるのでしょうか。“Lead the Self”の意義、そのために必要なこと、リーダーに求められるマインドなどについて解説します。

まずは自分自身をリードする

筆者は、Ｚホールディングス株式会社や武蔵野大学アントレプレナーシップ学部でリーダーシップやアントレプレナーシップを指導しています。本質的には、リーダーシップもアントレプレナーシップも、そのベースは“Lead the Self”（自らを導く）にあると考えています。

「リーダーシップ」と聞くと、「メンバーを鼓舞しながら力強くチームを導く姿」が目に浮かぶ人が多いかもしれません。それもリーダーシップの一形態ではありますが、チームメンバーを導くためには、まずは自分自身をリードしていることが大切です。

例えば、組織の指示に基づき、ある施策を実施しなければならない。メンバーからは猛反発。そのとき、「僕もやりたくないけれど、上司が『やれ』って言うからさ」とメンバーに説明したらどうなるでしょうか。あなたはメンバーからそっぽを向かれるでしょう。そうではなく、自分なりにその指示を消化し、解釈・納得した上で、自分の言葉で語るべきです。それだけで万事うまくいくというわけではありませんが、自分の思いに従って伝えた言葉は、メンバーも聞いてくれます。

まずは自分自身をリードする、なすべきことに自分が熱狂することがリーダーシップの原点です。リーダーシップには「正解となる型」があるわけではなく、1人ひとりの「自分らしさ」から生まれてくるものなのです。

“Lead the Self”であるために

では、自分自身をリードするためにはどうしたらよいでしょうか。古代ギリシャにデルポイ＊という神殿があり、その入口には神託、つまり神のお告げとして「汝自身を知れ」という格言

＊「デルフォイ」「デルフィ」などとも表記される

が書かれていたそうです。神のお告げを聞きに行ったのに「汝自身を知れ」と言われたら、「えっ、神様があるべき姿を教えてくれるのではないのですか」と言いたくなりそうですよね。神の思いとしては、「正解は私（神）にはわからない。あなた自身の心の中にあるのです」ということなのでしょう。

また、Apple社の創業者であるスティーブ・ジョブズは、2005年のスタンフォード大学卒業式での祝辞で、卒業していく学生たちに対し、“Follow your heart and intuition（本能と直感に従え）”と言っています[1)]。

いずれの言葉からも、自分をリードするには、「自分自身を見つめ、自分自身をよく知る」ことが大事だということがわかります。では、さらに深掘りして、「自分自身を見つめる」とは、具体的にはどうしたらよいのでしょうか。

筆者は、その方法は２つあると考えています。以下に紹介しましょう。

●ライフラインチャートから自身の軸を考える

自分の過去を振り返ろう

「過去－現在－未来」のつながりの中で自身の経験から育まれる譲れない思いを、筆者は「軸」と呼んでいます。この軸が、“Lead the Self”のベースになります。自分の軸を考えるためには、自身は何を大切にしているのかを明確にする必要があります。

まずは、過去を振り返りましょう。今、あなたが考えていること、あなたの好きなこと、価値観、思いなどは、すべてあなた自身の経験の蓄積からできているのです。

例えば、「なんでもいいので、あなたが好きなものを挙げてください」と問われたとき、あなたはなんと答えますか？　「プロ野球の○○チームが好き」「サッカーの○○選手が好き」「いや、私はスポーツではなくアートが好き」という人がいるかもしれないですし「映画が好き」という人もいるでしょう。

映画と一言でいっても、この映画が好きだ、あの映画が好きだ、というのは人それぞれ好みが違います。人により好みが違うのですから、当たり前です。先ほど述べたように、自身が好きなものは経験の蓄積からできています。つまり、見たことのないサッカー選手は好きになりようがないし、見たことのない映画は好きになりようがない。同様に、仕事において大事にしていることも、人により違います。そして「なぜそれを大事にしているのか」というと「何かしら過去に経験していて、それが嫌だったから自分はそうならないようにしよう」あるいは、「それがうれしい体験だったからめざし続けよう」ということかもしれません。いずれにせよ、何かしら経験していなければ、好きにも嫌いにもならないのです。

ですから、「今あなたが大事にしていることを知るためには、過去を振り返ってみる」ことが欠かせないのです。例えば、「ライフラインチャート」を書きながらこれまでの人生を振り返り、人と対話してみるのがおすすめです。

ライフラインチャートとは、横軸を年齢、縦軸を幸福度・モチベーションとし、これまでのライフイベントを主観的に書き表したものです。書きながら「このときプラスの感情／マイナスの感情になったのはなぜだろう？」「そのときどんな気分だったかな？」と思い出してみると、いろいろな思いが浮かんできます。そうした中で、自分の「譲れない思い」は何かを考えていきます。

筆者の「譲れない思い」

図１は筆者のライフラインチャートです。20

ライフラインチャートの例　図1

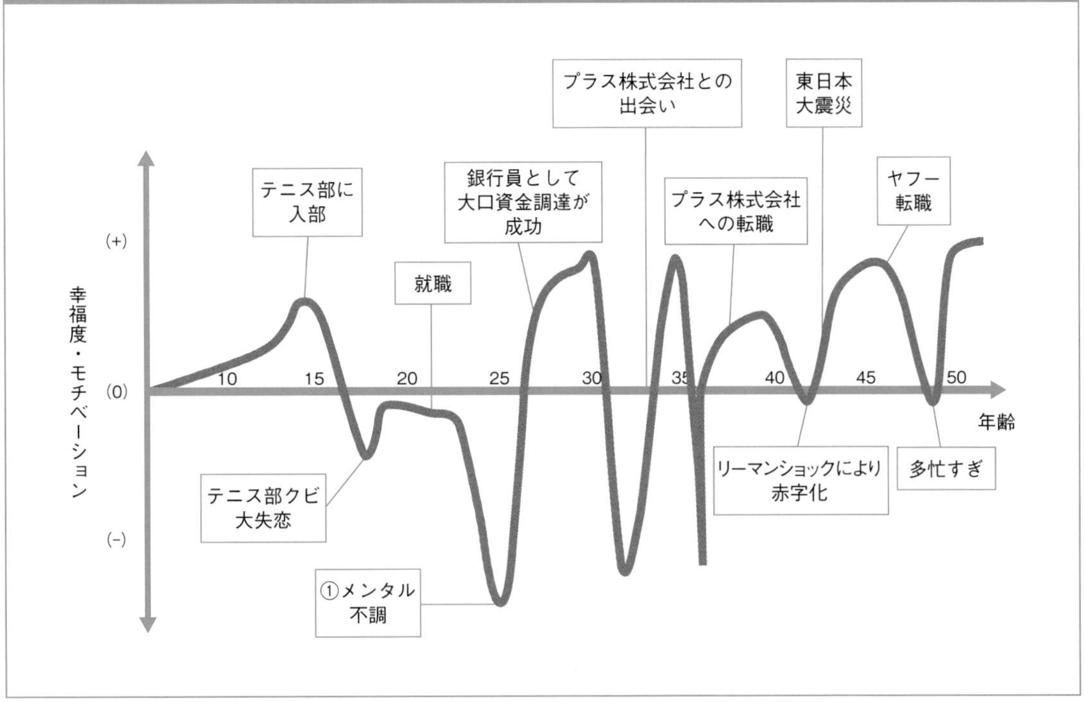

代半ばでメンタルの調子を崩し（図1-①）、世の中すべてのことに対してやる気を失っていましたが、そのどん底の気分から、感情のコントロールの仕方、仕事のやり方、仕事のスキルを少しずつ学びながら、次第に復活し、今は充実して生きています。ここから感じたのは「人は（変わろうと思えば）変われる」ということです。なぜなら、とんでもないマイナスの状態から、自分の力でプラスに転換することができたのですから。

こうした経験から、筆者の「譲れない思い」は「人は変われる」ということであり、それに従って企業内大学の学長や大学の学部長の仕事をし、本を執筆し、講演活動をしているのです。

日々の仕事は縁により生まれるものなので、いちいち「この仕事の意義は？」などと考えることはありません。しかし、あらためて振り返ってみると、「人は変われる」ということを皆に理解してほしい、そしてあらゆる人が生き生きと人生や仕事に向き合ってほしい、という思いがエネルギーの源泉であることに気づくのです。

「あなたの『譲れない思い』を言語化しよう」

あなたもぜひ、ライフラインチャートを書きながら自分と向き合い、自身の「譲れない思い」を言語化してみてください。「いや、そんなものはないよ」と言う人も多いのですが、言葉にしてみると、自身の思いに気づくでしょう。それが、あなたのリーダーシップの「原点」になります。

あなたがつくる未来は、現在の「譲れない思い」の先にあります。「未来を構想せよ」とよく言われますが、未来だけを考えても説得力のある構想を錬ることはできません。過去の蓄積から育まれた譲れない思いをベースに未来を考えるから、力強くなるのです。

成長するために必要なサイクル　図2

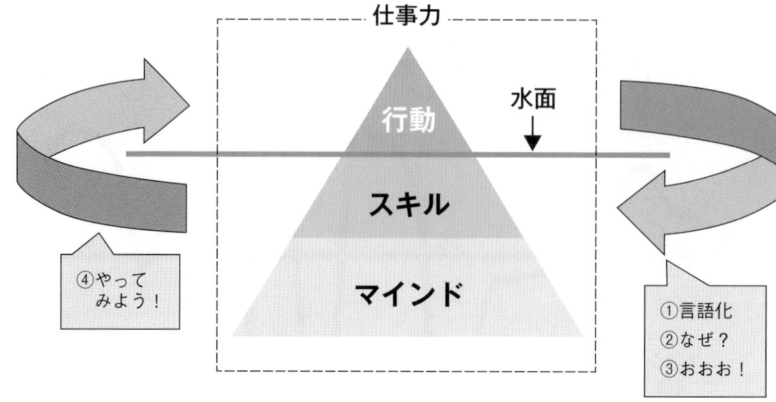

●行動し、日々振り返りながら自身を育てる

この譲れない思いという「軸」は一度生まれたら一生消えない、という性質のものではありません。日々、行動しながら鍛えていくべきものです。

では、どう鍛えたらよいのでしょうか。この「軸」に従って行動し、行動したら振り返り、気づきを得る。気づきを得たら、また行動する。この繰り返しです。

この、成長するために必要なサイクルが図2です。真ん中の大きな三角形で示したものがあなたの「仕事力」だとします。これは氷山のようなもので、横に引いた直線を水面とすると、その上にあるのがあなたの「行動」を、水面の下にあるもの（見えないけれど重要なもの）が「スキル」であり「マインド」です。仕事をする上で行動は大事ですが、行動しているだけでは成長しません。水面下、つまりあなたの内面にあるスキルやマインドを鍛え、仕事力を大きくすることにより、「行動」の質も量も向上していきます。この「行動」「スキル」「マインド」の3項目は、バラバラに捉えるのではなく、サイクルを回すように鍛えていきましょう。つまり、まずは行動する、行動したら振り返る。振り返りとは、まず、印象的だった出来事を言語化することから始めます（図2-①）。次に、それはなぜ印象的だったのか（図2-②）、それは自分にとってどういう意味がありそうかを考え、「おおお！　つまりこれが大事だったのか！」という気づきを得ることです（図2-③）。

気づきが得られれば、それが自分の財産になります。さらに、気づいたら、すぐ行動してみる（図2-④）。この繰り返しで人は成長していくのです。

このように、ライフラインチャートを書き、仮でもよいので自分の軸（譲れない思い）を見つけたら、日々の仕事や生活の中で感じたことを振り返り、気づきを得て、さらに行動する、というサイクルを回してみてください。

筆者自身は、成長とは「気づきの回数」だと考えています。気づくためには振り返る、振り返るためには行動する。これが、力強く“Lead the Self”するための日々の活動です。

“Lead the Self”するリーダーが人をどう巻き込むか

前述したように、リーダーシップの原点は“Lead the Self”です。では、そうしたリーダーが人を巻き込むにはどうすればよいのでしょうか。

答えは簡単です。この“Lead the Self”の考え方を、メンバー1人ひとりに持ってもらえばよいのです。人をリードする“Lead the People”のリーダーは、「主張を力強く伝えて引っ張る」必要はまったくありません。メンバーは過去を振り返り、自身の譲れない思いを知り、未来に思いを馳せる。そしてその思いを胸に日々、行動し、振り返り、気づきを得て、また行動する。他方、リーダーはメンバー1人ひとりが“Lead the Self”している状態になるよう、サポートする。これが、リーダーの役割です。

ですから、リーダーは常にメンバー1人ひとりと寄り添い、向き合って対話することが大事です。全員に働きかけることも必要です。その上で、それぞれの“Lead the Self”をサポートする。あなたも、こんなリーダーシップをめざしてみてはいかがでしょうか。

●引用・参考文献

1) Stanford University Communications:‘You’ve got to find what you love’ Jobs says, Stanford News, 2005.（https://news.stanford.edu/2005/06/12/youve-got-find-love-jobs-says）［2023.2.17確認］

● Zホールディングス株式会社
〒102-8282
東京都千代田区紀尾井町1-3　東京ガーデンテラス紀尾井町 紀尾井タワー
https://www.z-holdings.co.jp

〈各論５〉
事業と組織を同じ比重でつくり上げる
徹底した組織づくりがもたらすもの

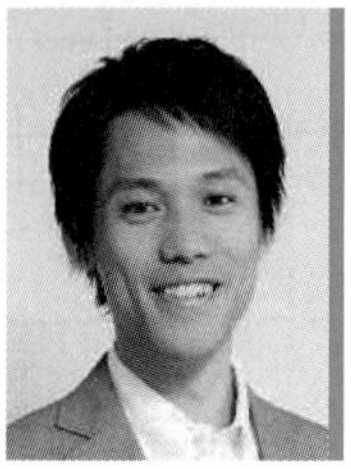

株式会社リジョブ 代表取締役社長
鈴木 一平
（すずき いっぺい）

20歳で起業し、2 社の創業期を支える。2011年に株式会社じげんに入社。経営企画室、求人事業部長を歴任後、2014年に株式会社リジョブのじげんグループ化に伴い、28歳で同社代表に就任。以降、社会的意義を重視した事業づくりと組織づくりに携わる。

美容・ヘルスケア・介護分野の求人メディア事業を運営する「株式会社リジョブ」。代表取締役社長の鈴木一平さんは、「事業力」と「組織力」の双方を強化しながら、「社会的意義のある会社」であることの重要性を意識した経営を実践。その概要を紹介します。

ビジネス・コミュニティ創造をとおして心の豊かさあふれる社会へ

●会社概要

「株式会社リジョブ」は2008年に創業したベンチャー企業です。当社は美容・ヘルスケア・介護といった「おもてなし業界」に特化した求人メディア「リジョブ」などを運営しています。「人と人との結び目を世界中で増やし、心の豊かさあふれる社会を創る」というソーシャルビジョン[*1]の実現に向け、事業やソーシャルコミュニティ[*2]づくりを推進しています。

当社が創業当初よりかかわっている美容・ヘルスケア業界は、憧れを抱いて就業する人が多い一方で離職率が高く、３年以内の離職率は８割にも及びます。加えて 2008 ～ 2009 年ごろは、多くの美容事業者が広告費の掛け捨てリスクの高い「掲載課金型」[*3]の求人広告を出しており、各事業者はそのコストが経営上の大きな負担になっていました。

そこで当社は、労働集約型とされる美容業界全体を豊かにする構想をもって、「成果報酬ウエイト型」[*4]のビジネスモデルを築き上げました。事業者の採用コストを従来の約 3分の 1 へと大幅に引き下げたことが支持され、リジョブはサービス開始から約 5 年で、美容業界最大級の求人数と認知度を誇る求人メディアへと成長しました。

リジョブの事業は、事業者の「雇用支援」にあたりますが、その後、美容専門学校生に奨学金を支給する「育成支援」、業界応援 Web マ

＊1　自分たちが実現したい理想の社会像。自分たちらしさと社会課題が重なるビジョン
＊2　地域社会とのつながり
＊3　事業者が求人広告を掲載することで料金が発生する仕組み
＊4　事業者が掲載した求人広告を介して採用が決まると料金が発生する仕組み
＊5　Speciality store retailer of Private label Apparel の略。アパレル業界において商品企画から生産、販売までを一貫して行う業態
＊6　企業の存在意義や理念・独自性をビジュアルやメッセージなどの形にして発信・共有し企業価値を高めていくもの

ガジンの運営による「活躍支援」などの取り組みを推進し、育成→雇用→活躍の各ステージを一気通貫で支援する「美容業界のSPA構想*5」を構築しました。

●他領域への事業展開とコミュニティづくり

2015年には、介護業界特化型求人メディア「リジョブ介護（現・リジョブケア）」を立ち上げ、介護業界の雇用支援・活躍支援事業を運営しています。また、当社では途上国の人たちの自立支援や遊休農地の活用といった取り組みも推進しています。例えば「咲くらプロジェクト」では、途上国の人たちが手に職をつけ、経済的に自立できるようNPO法人と協働し、セラピスト養成講座を無料開講したり（修了生600人超）、埼玉県の遊休農地で育てた米を近隣の子ども食堂に寄付したりといった取り組みを通じ、経済的価値だけでははかれないコミュニティづくりを推進しています。

実は、これらの事業やコミュニティづくりの根幹にあるのが、「誰かのためになりたいという想い（LOVE）」と「その想いを形にする推進力（POWER）」を土台とした人材育成と組織づくり、そして「ソーシャルビジョン」です。

会社の存在価値の拠り所となるソーシャルビジョン

●ソーシャルビジョンの策定

私は、当社が2014年にM&Aにより株式会社じげん（以下：じげん）のグループ会社になった際、創業者から引き継ぐ形で経営者になりました。このとき、従来のビジョンをメンバーと一緒に見直そうと考えました。

というのも、私には20歳で自身が創業した会社を利益優先で発展させた結果、社員や顧客のことが後回しになり経営が行き詰まった苦い経験があったからです。この経験から「どのような会社だったら長く続くのか」を真剣に考えた末、「より多くの人に貢献でき、社会性のある会社である」との結論にたどりつきました。

それにより、

- 自社の社会的意義・めざす方向性を再定義し、ソーシャルビジョンとして全社員と共有する
- ビジョンとミッションの見える化と、社員への浸透を推進する

の2点を決断しました。その上で、「全社員との面談」「新旧コアメンバーの合宿」などをとおして、「日本が誇る技術とサービスを世界の人々に広め、心の豊かさあふれる社会を創る」というソーシャルビジョンを策定しました。「当社は社会にどんな価値を与えられるのか」「かかわる業界の人たちのために何をしていくべきなのか」。ビジョン策定時には、社員との対話と、皆のベクトルをそろえることに力を入れました。

●ソーシャルビジョンの実現のために

ソーシャルビジョンを実現するために必要な考え方・行動として、めざすべき指標を「リジョブスタイル」というコーポレートアイデンティティ（CI）*6にまとめました（034ページ図1）。組織づくりにおいて大切にする「TEAM STYLE」と、事業展開において大切にする「BUSINESS STYLE」の2つで構成しています。この2つを守り発展させていくことで、常に社会が求める価値を提供できる企業であり続けたいと考えています。

その後、2019年の設立10周年のタイミングで今後の社会情勢に、より即した新たなビジョンをつくろうと、コアメンバーとディスカッションを重ねました。そこで生まれたのが「人と人との結び目を世界中で増やし、心の豊かさあふれる社会を創る」という新たなソーシャル

リジョブスタイルの構成 図1

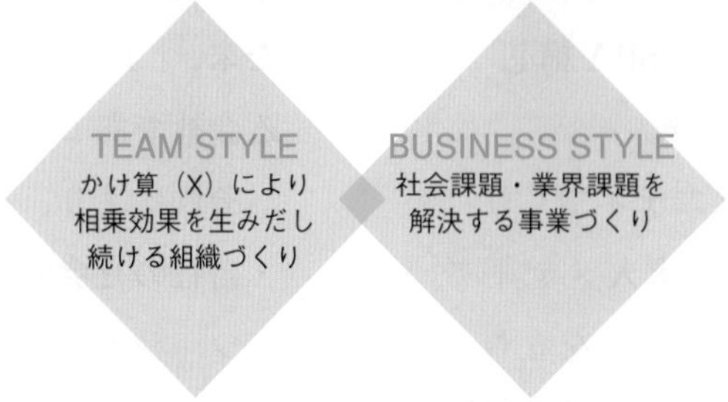
TEAM STYLE
かけ算（X）により
相乗効果を生みだし
続ける組織づくり
BUSINESS STYLE
社会課題・業界課題を
解決する事業づくり

1 7倍速X1.01法則
他社が1週間かけて取り組むことを、1日でやり遂げるスピード感を持つ。昨日より今日が1％でもよくなるよう、コツコツと常に改善を試みて前進させる

2 全力コミットX純粋マインド
目の前の使命に全力でコミットする。人からの評価やその他の不純な動機からではなく、私たちが社会へ貢献するというシンプルな気持ちを貫く

3 両刃の剣X最後の砦
両刃の剣に感じるような危機感を絶えず持ち続け、すべての物事と真剣に向き合い取り組む。常に最後の砦として高いプロフェッショナル意識を持ち、絶えず責任感を持って行動する

4 キャプテンシップXユニオンシップ
1人では不可能なことを成し遂げるとき、チーム力を最大限に発揮する。あるときは自らがキャプテンになり、あるときはチームに足りないほかの役割を担う

5 価値向上X利他離己
これまでの実績を上回り、お客様や相手の期待を上回る価値を追求する。自分の利ではなく、相手の利となることは何かをまず先に考える

ビジョンです。人同士が簡単につながれる時代だからこそ、つながるだけでなく、人と人とを結びつけ心の豊かさあふれる社会をつくりたいという願いが込められています。ソーシャルビジョンは、社内において価値観の異なる社員をまとめる道しるべとしての役割を担っています。

●ソーシャルビジョンの社内への浸透

当然ながら、ビジョンやミッションを社内に浸透させる努力も怠りません。1人ひとりが「企業として、社会に対する大きなメッセージ（ソーシャルビジョン）があり、現場ではそこに紐づく仕事を行っている」と認識することが、個人やチームでのパフォーマンスを最大化すると考えます。具体的には、2019年に「リジョブSDGsマップ」、2022年に「ビジョンマップ」（**図2**）を策定。ビジョン・事業・コミュニティづくりをとおして当社がめざす方向性を可視化し、社員が、アルバイト社員や家族に「会社は何をめざしているのか」と聞かれたときに、誰もが答えられる状態をめざしています。

社会・業界課題への貢献度を示す指標とリンクさせる「事業づくり」

●オペレーションを磨き上げる

私が考える経営者像とは、「企業活動をとおして会社の社会的価値を高め、かかわる人々を豊かにする役割を担う人」です。親会社であるじげんの事業が大手のメディア運営企業をクライアントとするBtoBビジネス*7であるのに対し、当社はクライアントである美容・介護事業

*7 Business to Businessの略。企業同士のビジネスを指す。BtoCはBusiness to Consumerの略で、企業が物やサービスを一般消費者に提供するビジネスモデル

当社のビジョンマップ　図2

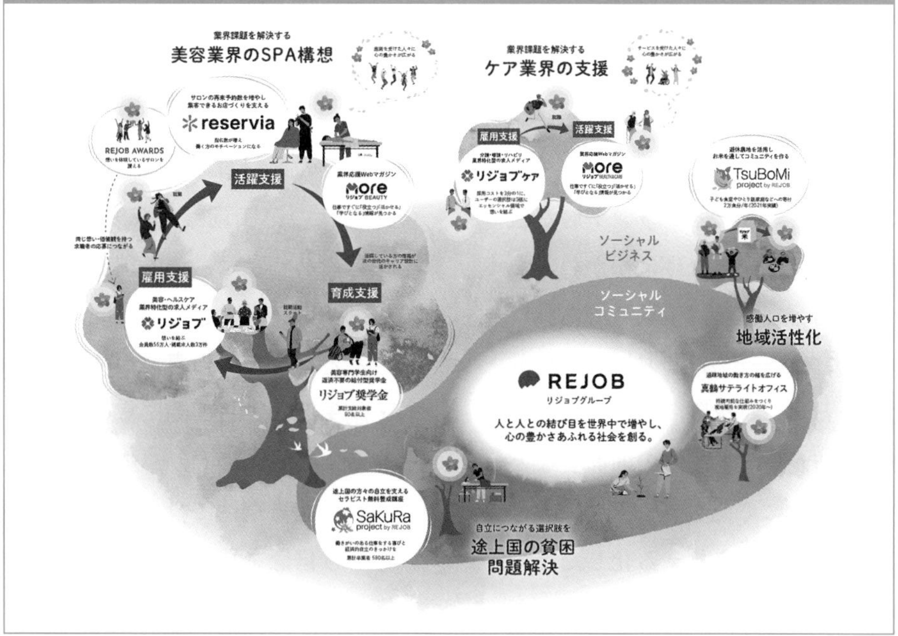

美容・ヘルスケアの求人メディア「リジョブ」の仕組み　図3

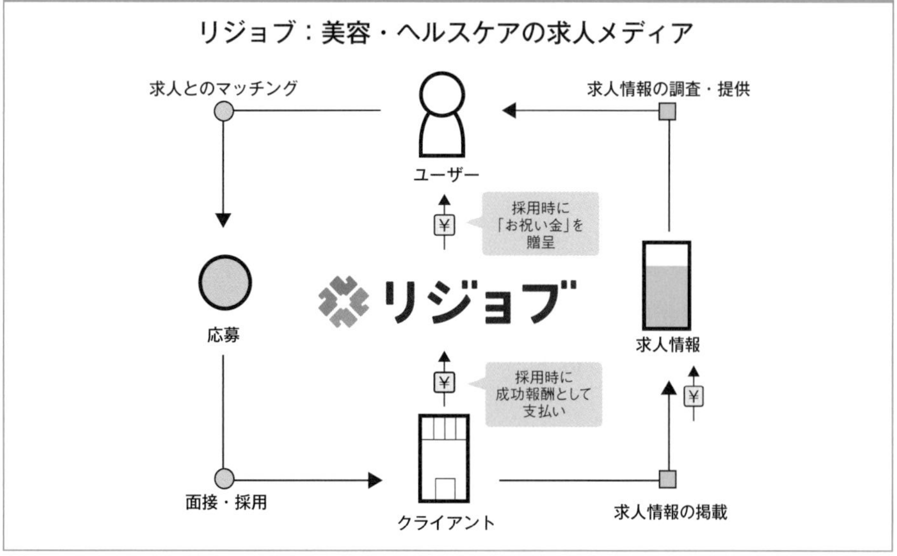

者および、仕事を探す求職者との距離感が近く、より直接的に価値の創造と社会貢献ができるところに魅力を感じています。さらに、当時すでに業界トップクラスのシェアを有していたリジョブであれば、その事業やブランド力を強みに、美容・ヘルスケア業界のあり方自体を改革できる可能性があることに惹かれました(図3)。

代表就任当初、「連続的な収益増を前提にリジョブを買収した」と語るじげん代表の意志を受け覚悟を決めた私は、数値的な報告書には表れない売上に関する要素を分解し、改善をはかることに専心しました。あらゆる情報が簡単に入手できる現代、サービス戦略やビジネス形態は簡単に模倣されてしまいます。戦略の差別化が困難な分、内部のオペレーションを細部にわたり磨き上げる「オペレーション・エクセレンス」を徹底しました。

具体的には、私を含めたマネジメント層が現場業務を実際に体験し、売り上げにかかわるあらゆる変数を洗い出します。対事業者であれば「見込み顧客へのアプローチ方法の拡張」「接触頻度の適正化」などを、対求職者であれば「求人サイトへの初来訪から応募までの期間」など事業計画書からは見えにくいものの売上に大きなインパクトを及ぼす変数を見える化した上で、求職者に送るメール内容の1行にまでこだわり、オペレーションを磨き込みました。管理部門にもコストセンターではなく、収益部門とともに利益を生み出すプロフィットセンターであることを意識づけています。

●社会・業界課題への貢献度を示す指標とのリンク

さらに並行して行ったのが、

- ビジョンと事業を結ぶ、社会・業界課題への貢献度を示す指標(以下：貢献指標)を定める
- 貢献指標と事業における大切な数字(以下：事業数字)をリンクさせる

という取り組みです。具体的には、「労働人口減少」という社会課題や「3年以内の高い離職率」という業界課題に対して、各事業者に「働き方改革の推進案件数」「採用数」「1年以内離職率」といった貢献指標を設定します。その上で、対求職者であれば「1年間就業のお祝い金支給率」のように事業数字と貢献指標をリンクさせることで、目の前の仕事が社会貢献につながっていることを、個々のメンバーが認識できる仕組みを構築しているのです。

事業づくりと両輪をなす成長し続ける「組織づくり」

●当社の人材育成

当社の第二創業期にあたるM&A当時を振り返ると、私は過去の創業経験から、

- 創業期に社員と近い距離で強固な関係を築くことが、未来の事業づくりに活きる
- 創業期から短期間に集中して「これから会社がよい方向に向かっていく」というメッセージを組織全体に打ち出すことが重要

という信念を持っており、成果を出すための組織づくりの仕組みとして、

- 創業期に活躍できる人材（＝圧倒的な当事者意識を持って、なんでもやる人材）を意図的に生み出すこと
- M&A実施後、100日以内に社員への実利還元に向けた施策をできるだけ多く打つこと

を決断しました。具体的には、理念に強く共感してビジョン実現にコミットメントでき、伸びしろのある新卒社員を幹部候補生として採用する「経営幹部候補制度」を導入。彼らは事業の重要業績評価指標（KPI）[*8]を基に、組織づくりを含めて経営に主体的に携わることで、当社のコアな人材となっていくのです。

実利還元については、「給与のベースアップ」「賞与制度導入」「休日増設」「オフィス移転」といった目に見える施策を行いました。これらは企業側に一時的にコストがかかるため忌避されることが多いのですが、持続的な増益を実現するには、社員に実利を感じてもらい「頑張ろう」という思いを喚起し、パフォーマンスを上

＊8 Key Performance Indicatorの略。業績管理評価のための指標。組織の目標を達成する上で重要

げる必要があると考えます。

●「事業力×組織力」＝社会への影響力

また、私は事業力と組織力は切り離せないもので、それぞれの掛け合わせが、社会へ与えるインパクトにつながると考えています。そのため、このインパクトを強化するには、どちらか一方ではなく、事業力と組織力の双方を引き上げ、強くしていくことが求められます。

例えば、リジョブの根幹となる求人サイトを介した雇用支援事業は「成果報酬ウエイト型」のビジネスモデルを採っていますが、事業者の採用コストを従来の約3分の1へと引き下げ、かつ、営利企業として持続可能な収益を上げ続けるために、私たちは「分業制」という組織体制をとりました。営業のアポイントメント設定から訪問～受注、契約といった業務を1人で担当する場合はどうしても、担当できる事業者数に限界がありますが、アポイントメント設定、訪問～受注、契約締結、サービス利用上の相談窓口といった分業制にすることで、1人で担当できる事業者数を大幅に増やしたのです。そして、このビジネスモデルに即した分業制を成り立たせるために、自分の業務範囲だけでなく周囲と連携して事を成し遂げる「チーム力」や、部分最適ではない「全体最適の考え方」、自分の担当範囲外の課題に対しても「自分たちの課題」として捉え、解決にあたる「当事者意識」などを組織・メンバーに求めました。M&Aを経て、それまでの「トップダウン×個人主義の文化」から、ビジネスモデルに対応した「1人ひとりが当事者意識を持ち、チームで連携をとって対応する組織文化構造」へと、進化したのです。

個々のメンバーの当事者意識の幅が「チーム貢献、全社貢献、業界貢献、社会貢献」へと広がり、そうしたメンバーが増えることは組織力の向上につながります。すなわち「事業力×組織力＝社会への影響力」の方程式でいう、社会への影響力アップにも直結するのです。そのためにも、今後も「人任せにせず、全員が当事者意識を持って会社の未来を創る」組織づくりを推進したいと考えています。

持続可能な世の中をつくるための これからの「事業力・組織力」

●「集客コスト」の改革

冒頭で述べたように、リジョブでは「採用コスト」という業界課題に一石を投じました。その後、競合他社の求人広告の価格に変革が生じ、リジョブと同等の採用単価を打ち出す企業も徐々に増えました。その上で、次に挑む業界課題は「集客コスト」の改革です。美容業界の話になりますが、2019年の株式会社リザービアのグループ化により、サロンの自社集客可能な店づくりの支援を開始しました。「資金があれば集客可能であるが、資金の乏しいサロンは集客が難しい」という課題解決のため、外注ではなく、自社でリピート顧客を呼び込む予約・集客システムを浸透させました。それにより、業界に携わる人たちが適正な報酬を得て、長く活躍し続けられる土台を構築しています。

世の中には社会課題・業界課題が多くあふれていますが、「事業力×組織力」で得られるインパクトの大きさを武器に、常に「私たちが取り組むべき課題とは何か？」を全体最適思考で、事業を推進しています。

当社の軸は、この先どれほど会社が成長したとしても「事業をとおして社会や業界の課題を解決し、心豊かな社会を創ること」です。これ

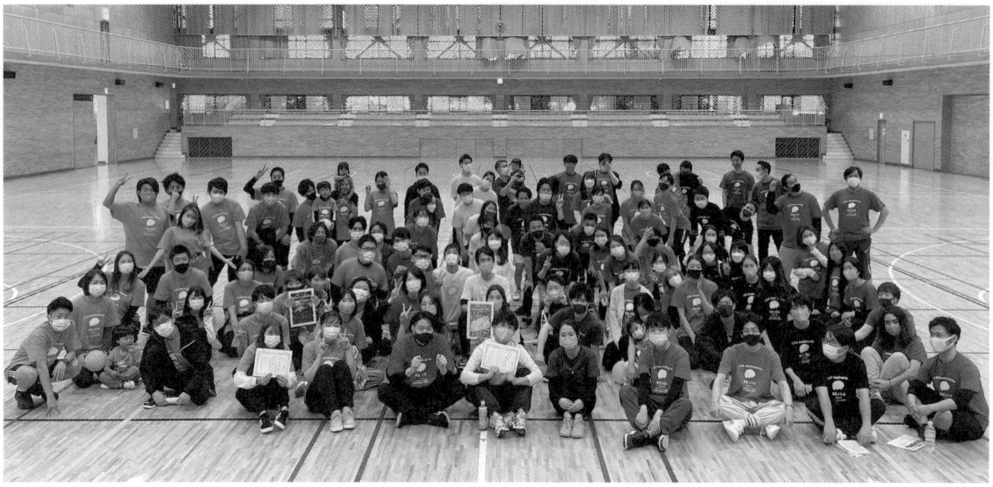

写真　当社のメンバー（全社大運動会の様子）

がぶれることは決してありません。その実現に向けて組織力も成長させていくことが必須と考えます。

●よりフラットな組織の構築

組織力向上や人材育成に当たり、雇用形態にかかわらず当社が大事にしているのが、前述の「誰かのためになりたいという想い（LOVE）」と、「その想いを形にする推進力（POWER）」です。このLOVEとPOWERには上限がありません。この2つを基に、全体最適思考の中で制限なく成長する人材・チームとなっていくことが、社会的意義のある事業の推進・成果にもつながるはずです。

その上で今後チャレンジしたいのは、よりフラットな組織の構築です。これまでは当社の上層部が中心となり「社会に提供する価値」を考えることが多かったのですが、その役目を少しずつ下の階層に落としながら、実行していきたいと考えます。

そのためになすべきことは、1人ひとりが、

- 自身の枠を壊し、全体最適の思考を持つ
- 自己認識を手放し、仲間を信頼する
- 当事者意識を持って仲間とともに社会に向き合う
- 成長が組織（仲間）と社会の豊かさにつながる

といった経営者マインドを持ち、それぞれの役割の下に団結するチームづくり・組織づくりを推進してほしいと考えます。これにより、例えば、テーマごとにプロジェクトをつくり、チャレンジしたい人は誰でもそこに参加でき、各自がリーダーシップを持って新しい価値づくりをするといった可能性が生まれるのではないでしょうか。

こうした取り組みを通じて、時に経営者や上層部が思い描けない新たな価値づくり、社員による主体的な働きがいが創発されることを期待しています。結果的に、こうした取り組みが「真の働きがい」や、事業をとおした「だれ1人取り残さず全体が豊かになり、その心の豊かさが循環していく持続可能な世の中づくり」の実現につながるのではないでしょうか（**写真**）。

●株式会社リジョブ
〒170-6047
東京都豊島区東池袋3-1-1 サンシャイン60 47階
TEL 03-5848-7705
https://rejob.co.jp

第2章

アントレプレナーの挑戦

〈実践1〉ケアプロ株式会社
「ケア」と「プロ」を大切に　革新的な医療サービスを創造し続ける／川添 高志

〈実践2〉株式会社ラピオン
地域の課題解決への思いが起業の原動力／柴田 三奈子

〈実践3〉株式会社デザインケア
「ベターワーク」と「ベターケア」の両立による持続可能な組織への挑戦／藤野 泰平

〈実践4〉WyL株式会社
理念の実現に向けた「協働」を軸とした組織づくり／岩本 大希

〈実践5〉株式会社SOERUTE
「Sharing Happiness」を理念に社会のニーズに対応／山上 明日

〈実践6〉株式会社FOOTAGE
フラットな組織形態で独立支援
社会課題の最速解決を最優先に／大串 優太

〈実践7〉プラチナ看護株式会社
コロナ禍であえて事業を充実化
意欲ある若手が集まる事業所ネットワークへ／坂本 諒

〈実践 1〉 ケアプロ株式会社

「ケア」と「プロ」を大切に 革新的な医療サービスを創造し続ける

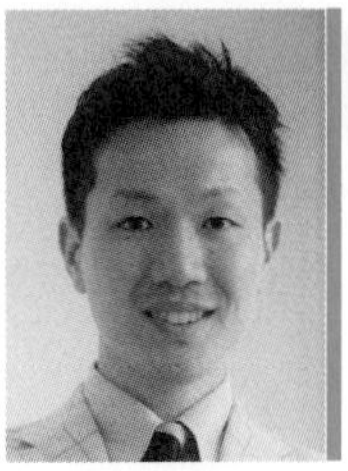

ケアプロ株式会社 代表取締役
ケアプロ在宅医療株式会社 取締役
株式会社 CHCP ホームナーシング
エグゼクティブ・フェロー
看護師／保健師
川添 高志
（かわぞえ たかし）

2005 年慶應義塾大学看護医療学部卒業。経営コンサルティング会社や東京大学医学部附属病院での勤務を経て、2007 年 25 歳でケアプロ株式会社を設立。一般社団法人日本在宅看護学会、一般社団法人日本看護管理学会、一般社団法人日本開業保健師協会、一般社団法人 Nurse for Nurse などの理事を兼務する。

在宅医療（訪問看護）事業のほか、予防医療事業、交通医療事業など、その時代に必要とされる看護事業を多角的に創造してきた「ケアプロ株式会社」。これまでの歩み、教育や質確保の工夫、経営維持の仕組み、今後の展望などについて紹介します。

「ケアプロ株式会社」の概要

2007年12月に「ケアプロ株式会社」を設立し、2008年11月より予防医療事業を開始しました。2012年3月より在宅医療事業として訪問看護に参入し、2019年6月より交通医療事業として移動支援プラットフォーム「ドコケア」を、2020年6月よりスポーツ救護「ALL SPORTS NURSE」を開始しました。

また、2020年5月に小児・障がい児者専門の訪問看護・介護「HUG」を運営する株式会社エイチ・ユウ・ジーを事業譲受。2022年12月に在宅医療事業を分社化し、「HUG」と吸収分割してケアプロ在宅医療株式会社とし、CHCP グループに株式譲渡。現在は、CHCP グループとして全国221事業所を展開しています。

世の中に必要な仕事をつくり続けたい

筆者が看護に興味を抱いたのは、幼少期の入院体験がきっかけです。親が心配したり、病状がよくなって喜んだりしている様子を見て、当たり前の健康のありがたみを実感しました。しかし、退院できない子どもたちが「かわいそう」と言われ続けていることに違和感を抱きました。病や障害があると診断され、治らなければ「かわいそう」と言われるのは、医学中心のヘルスケアシステムに原因があるのではないかと考えました。

そうした中、看護は病や障害があってもよりよく生きていくための技術や価値観を有しており、医学の限界を超えると悟りました。そして、キュアからケアにパラダイムシフトさせるような取り組みをしていきたいと思いました。

起業に関心を持ったのは、大企業に勤務していた父がリストラされたことがきっかけです。時価総額2兆円企業の凋落を目の当たりにし、成功神話は続かないと気づきました。多様なリスクに対応して、世の中に必要な仕事をつくり続けていけるようになりたいと思ったのです。高校時代には看護師で起業することを志しており、当時のあだ名は「社長」でした。有名な山をめざすのではなく、必要な山をつくれる人間になろうと決意しました。

看護アントレプレナーをめざして

●看護現場の課題把握のために

筆者は慶應義塾大学看護医療学部に1期生として入学しました。学生時代は、起業家としての能力開発をしつつ、どのような看護課題があるのかを模索していました。看護学生ではありましたが、他学部で経営戦略の授業を受け、大学院生や学生起業家とディスカッションしました。学部の授業では、元厚生省健康政策局看護課長の久常節子教授より招かれた訪問看護のパイオニアである村松静子氏より、訪問看護のビジネスモデルや制度創設の話を聞いたのをきっかけに、授業後に手紙を書き、その後も看護アントレプレナーとして大切なことを教えていただきました。

大学1年の夏休みには、慶應義塾大学病院で看護助手のアルバイトをしました。そこで、長い間、健康診断を受けなかったために重症化してから糖尿病が見つかる患者が多いことを知り、予防医療に関心を持ちました。また、神奈川県横浜市のガイドヘルパーに登録し、知的障がい児のガイドヘルパーをしたり、ALS患者の介護をしたりしました。大学1年の冬休みからは、大学に近い藤沢市で訪問看護やボランティアナースの会「キャンナス」を運営している菅原由美氏の下でインターンシップをしました。

学生時代は、看護現場の課題把握のために授業や実習以外の経験も大切にしていました。その中で既存の公的保険サービスでは対応できない社会課題があると同時に、そこには大きなビジネスチャンスがあると確信したのです。

●起業に必要不可欠だった経験

卒業後に「ケアプロ株式会社」を設立し、まずは自己採血により生活習慣病などの健康チェックができるサービス「ワンコイン健診」事業を行いました。この実現のために不可欠だったと思える経験があります。

1つ目は、大学3～4年生のときの米国メイヨー・クリニック研修中に、ナースプラクティショナーが運営する「ミニッツ・クリニック」というサービスを知ったことです。ミニッツ・クリニックはスーパーマーケットやドラッグストアで、健康診断等のプライマリーヘルスケアを提供していました。

2つ目は、大学4年生のとき、実習期間を除き株式会社メディカルクリエイトで経営コンサルタントとして働いたことです。そこでは問題解決思考や事業計画作成方法などを学び、解決できない問題はないと思えるようになりました。

3つ目は、東京大学医学部附属病院での勤務経験です。看護をしながら「なぜ糖尿病になってしまったのか」「どうしたら病気を予防できたのか」ということを患者にうかがう中で、手軽な予防医療サービスに対するニーズがあることがわかりました。

最後に、看護師をしながら東京大学医療政策人材養成講座に1年間通ったことも重要な経験でした。厚生労働省の官僚や医療ジャーナリスト、患者団体等の関係者と人脈をつくりながら、事業計画を立案しました。

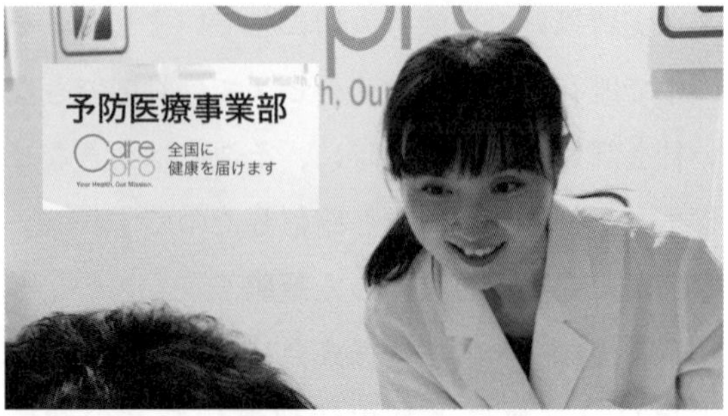

写真１　全国各地に看護師や医療機器等を手配

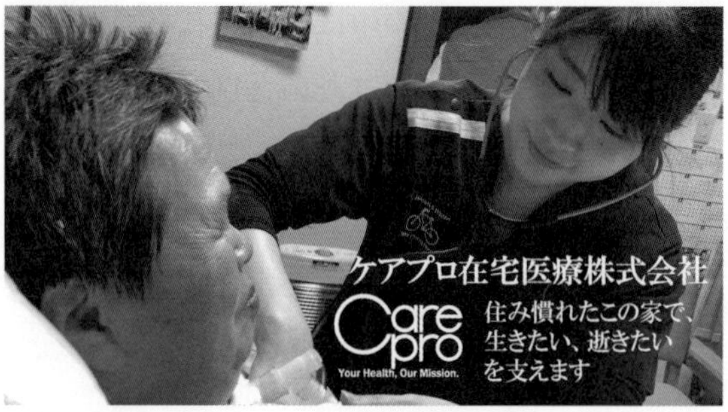

写真２　「私らしくいきる」を実現する看取り支援

起業で解決したかったこと

●予防医療事業：生活習慣病の予防と医療費の適正化

予防医療事業では、1年以上健康診断を受けていない“健診弱者”3300万人（推定）[1)]を対象とし、生活習慣病予防と医療費適正化に取り組んでいます。当初は「ワンコイン健診」*がメインでしたが、現在は、企業や自治体から予算を得て、検査を受ける人には無償でサービスを提供するモデルが中心です。検査項目は、血糖・コレステロール・中性脂肪・肝機能といった血液検査に加え、骨密度や血管年齢、肺年齢などです。

当社には全国各地に看護師や医療機器等を手配できる強みがあり、当事業は、パチンコ店・スーパーマーケット・マンション・オフィスのほか、商店街など、医療機関がアプローチできていないところに展開しています。これまでに約52万人にサービス提供し、糖尿病の早期発見・早期治療などに貢献しています（**写真1**）。

●在宅医療事業：看取り支援

在宅医療事業では、看取り難民を救うことを理念に、24時間365日の訪問看護サービスを開始しました。この背景には、超高齢かつ多死社会において孤独死するリスクが高い人たちの増加があります。当社は「在宅医療の課題を解決し、“私らしくいきたい”を支える社会を創造する」を理念に掲げていますが、“私らしくいきる”とは、人生の、そのときどきの瞬間の「生き方」「逝き方」を自分自身で選択できることであると考えています。“私”には、利用者本人はもちろんのこと、その家族やケアを提供する医療・介護・福祉職のスタッフも含んでいます。

筆者らはスタッフ数を1事業所30名以上とすることで、経営効率・品質・労働安全衛生などの面において高い効果を出すことができるようになりました（**写真2**）。

●交通医療事業①：病や障害を持つ人の外出を支援

交通医療事業「ドコケア」では、病や障害のため移動手段に制限がある“交通弱者”2000万人（推定）を対象に、安心して自由に外出できる世の中をめざしています。ドコケアは移動支援プラットフォームとして、通院や通勤・通学、買い物、外食、冠婚葬祭、旅行などの際に、家族や公的サービスによる送迎以外の第3の選択肢として、看護師や看護学生等に1時間2000～5000円程度で送迎・見守りなどを依頼

＊ 本号 p.20 参照

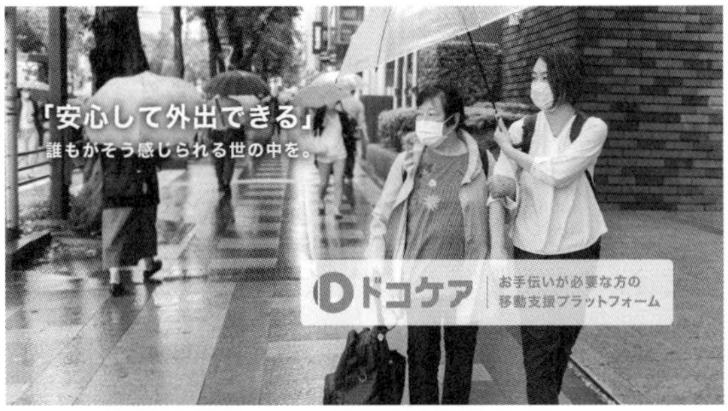

写真3　外出支援プラットフォーム「ドコケア」

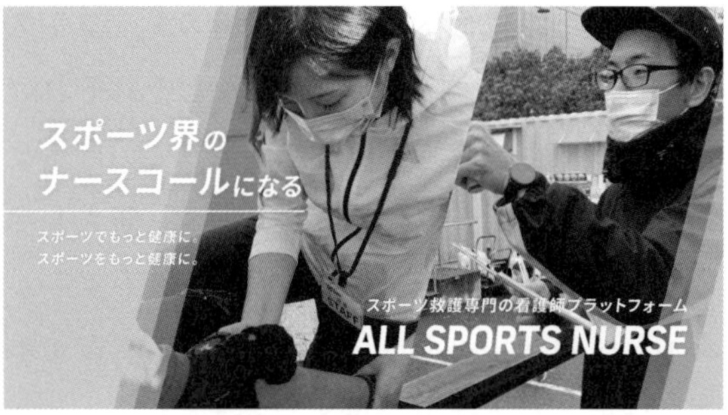

写真4　スポーツ救護専門の看護師プラットフォーム「ALL SPORTS NURSE」

できるサービスです（**写真3**）。このようなサービスが必要とされる背景には、核家族化や地方における公共交通手段の減少、フレイル状態にある高齢者の増加などの問題が複雑に絡み合っています。こうした支援は、家族の、介護を理由とした離職防止にも貢献していると感じます。

●交通医療事業②：スポーツイベントでのケア

もう1つの交通医療事業「ALL SPORTS NURSE」は、増加する運動競技中の救急搬送件数に着目した、全国各地のスポーツイベントに看護師を手配する事業です。新型コロナウイルス感染症対策や抗原検査、PCR検査、医療機関との連携などにも取り組んでいます。

これまでスポーツ団体では、救護が必要なときはボランティアで看護師に協力してもらったり、スポーツ救護の経験やスキルを問わずに人材派遣会社経由で看護師を確保したりしていました。しかし、現在はスポーツ団体やイベント主催者の責任として、予見される事故への専門的な対応が求められており、経験やスキルのある看護師が求められています（**写真4**）。

当社の事業形態

当社は株式会社であり、出資者を募ることで返済義務のない資金を調達しています。株主には経営権が渡され、経営の監視・統制が株主によって守られる効果があります。創業者が引退しても、法人として存続できる経営形態です。また、当社は複数の事業を行っており、事業部採算性を採用しています。各事業の投資回収の状況を計算し、利益が多い場合は職員への賞与も多く配分します。事業部ごとに事業部長やマネジメント職がおり、権限を委譲しています。例えば、事業部長は社員の採用や100万円までの決裁権限があります。毎年、事業部長が中心となり5カ年の事業計画と組織計画を立案し、それを社内で共有し、毎月予算と実績を比較しながら課題を明確にし、改善しています。

ちなみに、冒頭で述べたように、2022年に当社の在宅医療事業をケアプロ在宅医療株式会社に分社化し、CHCPグループに株式譲渡をすることで譲渡益を得て、新たな事業投資を行う良循環をつくり出すこともできました。ケアプロ在宅医療株式会社の代表取締役は筆者ではなく別の社員が担うことで、次世代の経営者育成にもつなげています。

人材とサービスの質確保の工夫

●社員の採用と教育

社員の採用と教育・評価・処遇は、一連の仕組みとして実践しています。現場スタッフやスペシャリスト、マネジメント職などそれぞれの人材モデルを定義し、社員が成長していけるように目標設定・教育を行っています。新人レベル、中堅レベル、ベテランレベル、リーダーレベル、管理者レベルなどで求められるスキルや成果は異なりますが、“ともに育む”という「共育」を大切にしており、互いに学び合い、成長し合える関係を構築しています。なお、同じ年に新卒で入社しても、人によって成長スピードが異なるため、半年ごとの人事考課による昇給率も異なります。

教育においては、看護実践能力などに関するチェックリストを用いたり、教育ツールや定期的な勉強会、資料となる動画を提供したりしていますが、何よりもOJTや日々のコミュニケーションを重視しています。多様なコミュニケーション機会として、日々のあいさつや会話、朝礼・終礼、日報、週次1on1（ワンオンワン）（一対一の面談）、マネジメント会議、月次経営会議、社内報、メールマガジン、四半期の経営会議・表彰プレゼンテーション・マネジメント研修、半期目標設定評価、年次報告会などがあります。

当社では社員も事業や組織の運営方法を学ぶことができ、看護アントレプレナーとして起業するための知識やスキルを身につけることができます。

●サービスの質確保

サービスの質確保には、ストラクチャー（構造）・プロセス（過程）・アウトカム（成果）の3つの視点で取り組んでいます。ストラクチャーとしては、経営会議などの意思決定のための会議のほか、各部門での労務担当による長時間労働のチェックや法務担当による契約内容のチェック、税務担当による経理処理のチェックなどの体制、社内規程、社内マニュアルがあります。プロセスとしては、手順書によるチェックリストやダブルチェックの仕組みを設けており、それによってサービスの質向上をはかっています。アウトカムとしては、インシデントレポートや顧客満足度、取引先満足度、従業員満足度を評価し、経年比較をしながら改善しています。

経営を維持していくための仕組み

●永続的な経営理念

当社は、いつの時代にも必要とされるような経営理念を掲げています。事業をワンコイン健診や訪問看護に限定してしまうと、それらの需要がなくなったときに経営が維持できません。そこで、創業時から「ケア」と「プロ」を大切にした「革新的なヘルスケアサービスをプロデュースし、健康的な社会づくりに貢献する」としています。この理念であれば、社会からの要請が変化しても、その時代に必要な看護事業を創造し続けることができます。

●経営維持のための3つの価値基準

経営を維持するための価値基準として、創業当初から次の3つを掲げています。

1. プロとして正しい医療倫理観を持て
「制度に触れないか」「もうかるか」ではなく、「社会に本当に必要かどうか」を判断し、多様な利害関係者の期待に応えよ
2. 医療界の革命児となれ
従来の医療のあり方に変革を与え、インターネットなどの新技術を応用し、既得権益に居座らず、より顧客の便益を高める医療サービスを開発・提供し続けよ
3. 新たな市場の先導者をめざせ
21世紀の中核的産業の創造・育成を担う

看護アントプレナーとして経営・ヘルスケア領域で高めるべきこと等　表		
	経営領域	ヘルスケア領域
知識・技術・態度	・社会課題の定義力 ・解決システムの創造力 ・学術研究力 ・利害関係調整能力 ・アドボカシー力	・医療専門職と話せる力 ・ヘルスケア現場体験 ・医療関連法規の知識 ・ヘルスケア資格 ・公的予算確保
人脈・信頼関係	・ソーシャルビジネスの支援機関 ・企業、投資家、メンター ・メディア、行政、議員	・業界団体 ・医療系大学や研究者 ・現場のプロ

リーディングカンパニーとして、世界に通用する日本医療界のホンダ、ソニー、トヨタとなれ

これらの価値基準に見合うサービスを提供することで、社会性・革新性・市場性が高い事業に参入することができます。逆に、社会性・革新性・市場性が低くなれば、撤退や事業転換を求められます。

●看護アントレプレナーとしての研鑽

看護アントレプレナーとして、経営とヘルスケアの2つの領域での能力等を高めています。そこには、知識・技術・態度の能力的側面と人脈・信頼関係という社会的側面があります。また、経営者個人だけでなく、組織としてそれらを高めていけるように、社員に毎年の事業計画で具体的なアクションを明確に示しています（表）。

今後の展望

●3つの新規事業への取り組み

当社では、現在3つの新規事業に取り組んでいます。1つ目は、「つながりをもっと。訪問看護ステーション」と銘打った、訪問看護利用者が自宅で治験に参加できるための事業です。社会課題として、在宅療養者が増加しているものの治験は病院中心となっており、被験者の通院負担が大きいという状況があります。患者中心の治験を実現するために、自宅で治験に参加できることは被験者・製薬会社双方にとってメリットがあります。

2つ目は教育旅行看護事業です。例えば修学旅行などに養護教諭が同行すると、学校の保健室は看護師が不在となってしまいます。また、最近は旅行先が奈良県や京都府はもちろんのこと、沖縄県、あるいはニュージーランドなど海外にも広がっており、現地の地理や医療事情に詳しく、救護の経験やスキルのある看護師を国内外で手配することへのニーズがあります。

3つ目は、人工呼吸器等を装着した患者等の搬送事業です。新型コロナ患者の病院への搬送や末期がん患者の自宅退院、大規模病院から地方病院への転院などは、患者をストレッチャーに乗せ、人工呼吸器やPCAポンプ等を利用しながら搬送する必要があります。現在、患者等の搬送事業を運営している事業者は多いものの、自社で看護師を十分に確保できていなかったり、高度な医療機器を所有していなかったりする事業者が多いため、当社が看護師や医療機器を貸し出す取り組みを行っています。

●大都市における訪問看護のモデル

次に、今後の大都市における訪問看護のモデルについて述べます。筆者は、高齢者数がピー

大都市における訪問看護のイメージ（2022年・2042年） 図

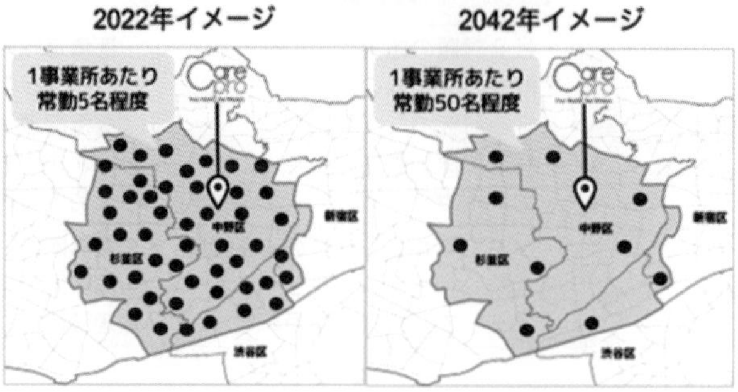

クを迎える2042年の超高齢社会では、1事業所当たり50名程度の訪問看護事業所に統合されていくことが、経営上、効果的かつ効率的であると考えています（図）。その理由として、以下の点が挙げられます。

- 少子高齢化で生産性向上の必要性が高まる
- 大都市に人口が集中し、人口密度がいっそう高まる
- 訪問看護従事者が増加してはいるものの、小規模事業者が多く、大規模化よりも多店舗化が進んでいる
- 事業所の開設のみならず、廃止・休止が多い
- 営利法人が増加している
- 老舗事業所の後継者不足と事業承継の課題がある
- 一般的にサービス業は市場が成熟していく中で寡占化する
- 2.5人の人員基準における自由開業制によって小さい事業所同士が競合し、大規模化を阻害している

構想しているビジョン

これらを踏まえ、以下に示したビジョンを構想しています。

①大都市では、1事業所当たり看護職50名程度の「総合訪問看護ステーション（仮称）」を推進すること

②単に規模を大きくするのではなく、訪問看護の機能強化と効率性を高めること

③「総合訪問看護ステーション（仮称）」の中に、いくつかのチームを構成し、チームリーダーを中心としたマネジメントを行うこと

④チームは地域別チームのタイプと専門別チームのタイプとすること。専門別チームはセラピストなどのチームを想定し、地域全体をカバーすること

⑤看護小規模多機能型居宅介護事業所を併設すること

⑥地域内で、事業承継や事業統合をしながら、大規模化を推進すること

⑦新卒看護師や子育て世代の看護師、プラチナナースなどの多様な働き方の受け皿となることや、小児・がん患者・難病患者・精神疾患のある人など多様な領域の利用者のニーズに対応すること

⑧災害対策等の地域の多様なニーズに対応していくこと

⑨小規模の事業者が乱立しやすい規制を変え、地域医療計画に沿った在宅看護体制の整備を推進すること

期待される効果

上述のビジョンによって期待される効果は、以下の点です。

・看護師1人当たり訪問件数の増加
・看護師の報酬増加
・平均訪問距離の短縮
・看護師1人当たり夜間待機回数の減少
・土日祝日や夜間の営業対応能力向上
・対応できる専門領域の拡大
・看護師の知識や技術、経験の向上
・多様な働き方の実現
・医療機関やケアマネジャーとの情報連携の推進
・看護師1人当たり間接コスト（事務・管理の人件費や事務所費、システム投資など）の抑制
・経営人材の育成
・衛生材料等の在庫管理の集約

課題

一方、課題としては下記の点が考えられます。

・地域医療計画における在宅看護のあり方の明確化
・良好な事業承継の推進機会と推進支援
・2.5人の人員基準における自由開業制の見直し
・「総合訪問看護ステーション（仮称）」の開設や運営に対する政策的な評価

＊

以上、今後の大都市における訪問看護のモデルについて私見を述べました。高齢者数がピークを迎える2042年までにすべきことを考えると、実際には2023～2032年までの10年間が勝負です。訪問看護の経営者や管理者、従事者だけでなく、研究者や行政関係者、メディア関係者、業界団体関係者などのリーダーが叡智を結集させ、この難局を乗り越えていく必要があると考えます。

●引用・参考文献
1）ソーシャル・アジェンダ・ラボ（SAL）リサーチ・プロジェクト：健診弱者白書 健診弱者の実態と健診の効果に関する調査，ケアプロ，p.11, 2011.

●ケアプロ株式会社
〒164-0011
東京都中野区中央3-13-10 JOY HAYASHI 3階
TEL 03-5389-1212
https://carepro.co.jp

〈実践2〉株式会社ラピオン

地域の課題解決への思いが起業の原動力

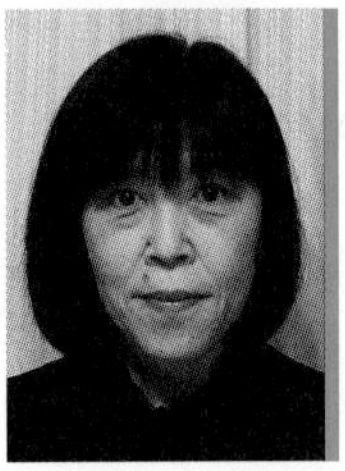

株式会社ラピオン 代表取締役
訪問看護認定看護師／認定看護管理者
柴田 三奈子
（しばた みなこ）

山口県立衛生看護学院を卒業後、12年間の病院勤務を経て1999年より医療法人立訪問看護ステーションで管理者として勤務。2009年、訪問看護認定看護師の認定を受け、同年株式会社ラピオンを設立。2017年千葉大学大学院看護学研究科修士課程修了。

看護師として職場で提供できるケアに限界を感じているなら、起業という道もある――。地域に必要とされる事業を次々と立ち上げ、質を重視したサービスを展開している実践を紹介します。

当社の概要

「株式会社ラピオン」は、人口約19万人の東京都日野市で看護・介護・障害福祉サービスを展開しています。現在は、24時間365日体制の訪問看護ステーション（ラピオンナースステーション）を中心に、要介護者を対象とした療養通所介護・看護小規模多機能型居宅介護・医療ケア付き高齢者住宅事業・訪問介護・通所介護・居宅介護支援と、重症心身障がい児を対象とした児童発達支援・放課後等デイサービスを運営しています（図1）。当社は、「自己決定を支援し、本人およびその家族が住み慣れた自宅や希望する環境でその人らしく最期まで生活できるよう支援する」を基本理念とし（図2050ページ）、地域に必要とされるサービスを常に考えながら事業を展開してきました。社員は当社の理念に賛同した総勢79名（看護師24名、理学療法士・作業療法士・言語聴覚士9名、管理栄養士1名・介護支援専門員5名・介護職員〈保育士・児童指導員含〉34名、事務職員6名）で、事業所の垣根を越えた連携で地域を支えています。

「思い描く看護」のためには起業するしかなかった

私は2000年に訪問看護師になりました。きっかけは、病院で担当した患者の退院支援にかかわったことです。その患者は、膵臓がんの末期で中心静脈栄養を必要としながらも「おうちに帰りたい」と話し、いつも悲しそうな表情をしていました。当時は、訪問看護も十分整備されておらず、地域の支援体制を整えるのが本当に大変でしたが、退院後に患者の夫から届いた手紙には「充実した最期の時間、本当に幸せでした。妻も笑顔で過ごすことができました」とたくさんの感謝の言葉が並んでいました。そのときに、「これからは患者さんの希望をかなえられる看護をしたい」と訪問看護の道に進む決意をしたのです。

ラピオンの事業の全体像　図1

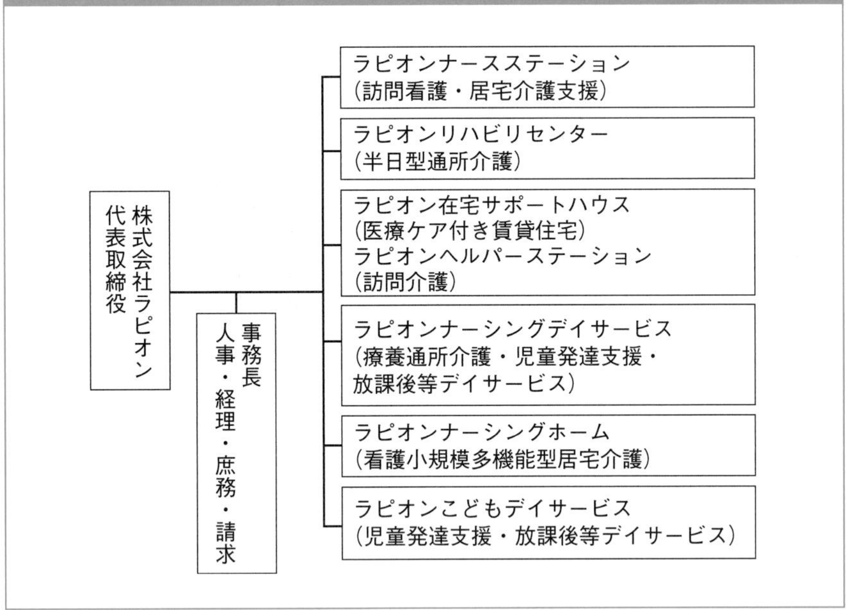

訪問看護を始めてすぐに、あるステーションの管理者となり、終末期にある人や神経難病の人などを積極的に引き受け、休日や夜間も必要に応じて訪問するスタンスで働きました。しかし、忙しくなればなるほど、ステーションの退職者が増え、既存組織の中で自分の思いを実現する、つまり「新たな試み＝変革」をかなえることは難しいと感じるようになったのです。

2008年に訪問看護認定看護師教育課程で学び、「家に帰りたい」と願う患者が退院できない原因が、地域における支援体制の未整備にあることがわかりました。24時間365日、必要なときに必要なだけ看護が受けられ、家に帰りたい人が安心して退院できる。そんな地域にしたいという思いは強くなるばかりでした。しかし、当時働いていた職場では「忙しくなるのなら辞める」「夜間の緊急当番が負担」と言う職員がほとんどで、同意は得られませんでした。

当時、私の思いに耳を傾けてくれたのは、勤務先の法人の事務長（現：理事長）でした。「あなたがしたいことは、ここでは難しい。外に出て思いっきり羽ばたけ」「あなたなら地域を変えられる」と言って退職を勧めてくれました。それがきっかけで私は起業を決意し、自分がしたい看護を追求することにしたのです。

反発にも負けずにいたら 地域全体の訪問看護が進化

2009年、志を同じくした看護師2名とともに、医療ニーズに柔軟に対応し、在宅での看取りを支援する24時間365日の訪問体制を整えた「ラピオンナースステーション」（旧「山の上ナースステーション」）を開設しました。当時は土日祝日・年末年始は休みの訪問看護ステーションがほとんどで、夜間の緊急対応ができる訪問看護ステーションも数えるほどしかなかったせいか、開設前から新規依頼や相談が殺到しました。開設から2年後には利用者数が200人を超え、3年後には300人超となりました（051ページ 図3）。

ラピオンの理念・使命・大切な言葉（各事業所に掲示）　図2

基本理念

自己決定を支援し、
本人およびその家族が住み見慣れた
自宅や希望する環境でその人らしく
最期まで生活できるよう支援する

ラピオンの使命

私たちができることで、地域を支える
一人でも多くの困っている方の力になる
自分らしく生きられる地域にする
働く職員も成長し、輝き続ける
いつまでも夢を持ち続ける

ラピオン大切な言葉

感謝
地域の方からの信頼
地域に支えられて私たちが存在する

他愛
人と人との助け合い
尊敬と尊重

自律
利用者・家族の自律と自立
職員の自律と自立

開設当時、地域には既存の訪問看護ステーションが6カ所あり、7カ所目となる当ステーションの開設は決して目新しいものではありませんでした。とはいえ、24時間365日の訪問体制を整えた取り組みは、小さくともイノベーションでした。それまで退院が難しいとされ、家に帰りたくても帰れなかった終末期にある独居の人や医療ニーズの高い人などに毎日介入することで、そのような人たちが退院できるケースが増え、在宅での看取り数も増えました。私の「思い描く看護」は地域では「必要な（あるべき）サービス」であり、私自身が戸惑うほどの需要があったのです。

医療機関からの新規利用者の依頼が当ステーションに集中したため、同業他社に混乱が起き、競争意識も高まりました。近隣のステーションからは、「特別なことはしないでほしい」「ほかのステーションと足並みをそろえてほしい」と言われたこともありました。市場に新しい風が吹くと必ず反発があります。しかし、それに動じず、起業時の思いを持ち続け、前に進み続けたことで、いつの間にか地域には週末も訪問するステーションが増え、地域全体が進化していきました。そのころは「出る杭は打たれるが、出過ぎた杭は打たれない」という松下幸之助氏の名言がいつも心の中にありました。出過ぎるときまでひたすら頑張ろうと思ったのです。今では地域のステーション同士、助け合いながらよい関係性を構築することができています。松下幸之助氏のこの言葉は、今でも私の心のバイブルです（**写真1**052ページ）。

家族・介護者の負担軽減から新しいサービスを実現

ステーションの運営が軌道に乗り、医療ニーズの高い、あるいは終末期にある利用者が増えたことで、大きな課題が新しく浮上しました。それは、家族をはじめとする介護者の介護負担です。「家で過ごしたい」と利用者が願っても、家族の心身の疲労や諸事情で入院を余儀なくされることがあります。そんなとき、いつも訪問

利用者数と訪問件数の推移　図3

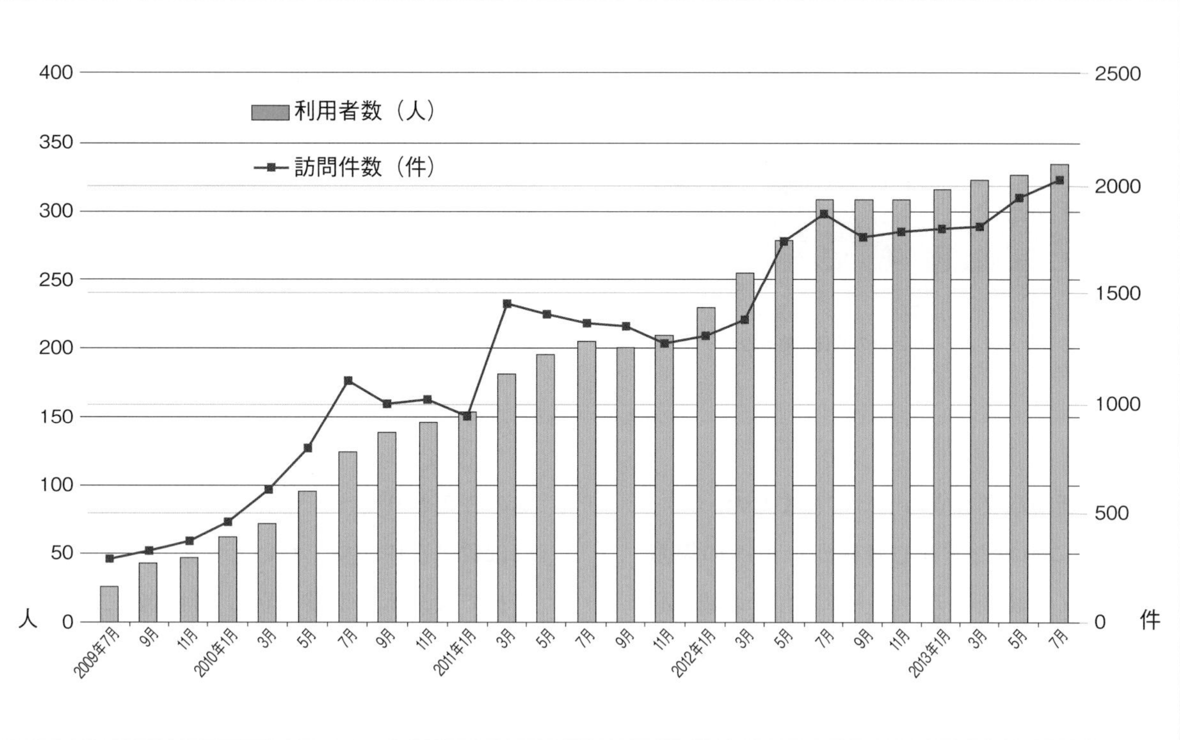

看護師としての無力感と、支えきれなくて申し訳ないという気持ちでいっぱいになっていました。「患者の希望をかなえられる看護をしたい」との思いで始めた訪問看護の役割を十分に果たすには「介護者の負担軽減や家族支援」が不可欠だったのです。なんとか一時的にでも介護者が休める方法はないだろうか、その際に利用者が入院ではなく自宅に近い環境で過ごすことはできないだろうかと考えていたとき、タイミングよくステーションのすぐ近くに理想的な物件を見つけました。もともと、高齢者向け住宅として建築された3階建ての建物で、全室個室でプライバシーも配慮され、看取りも可能と考えました。この運命的な出会いにより、2014年には住まいとしての機能を持つ「ラピオン在宅サポートハウス」（24時間医療ケア付き賃貸住宅、以下：在宅サポートハウス）を開設しました（052ページ**写真2**）。

在宅サポートハウスには、これまで訪問看護師として地域に「あったらいいな」と思っていた機能を持たせました。例えば、急性期病院からの在宅移行時期（退院直後の2週間程度）にある人への支援や、神経難病の人の長期療養、終末期にある人の緩和ケアや看取り、在宅療養中の人の緊急ショートステイなどです。地域のケアマネジャーからの相談には24時間対応し、夜間でも緊急ショートステイを受け入れるなど、困ったときにいつでも相談できる場所として、現在も地域に貢献しています。

当社の事業展開は、すべてが「地域に必要とされていること」の実現です。「必要なのにサービスがない」「困っている人がいるのに手立てがない」。そんな地域の課題に対して、解決する人がいないのなら自分がするしかないと考え、

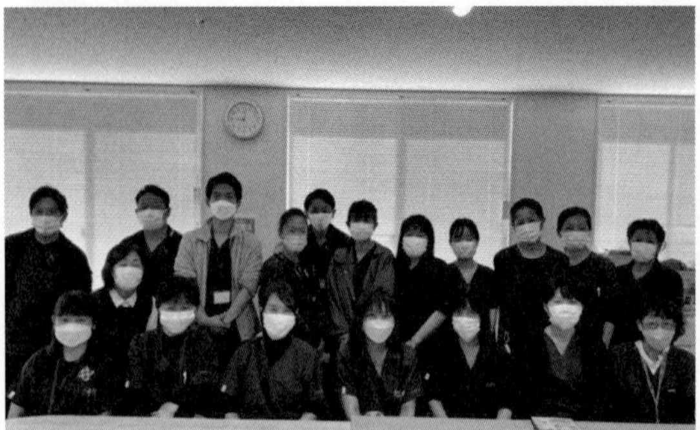
写真１　ラピオンナースステーションの社員。前列右から３番目が筆者

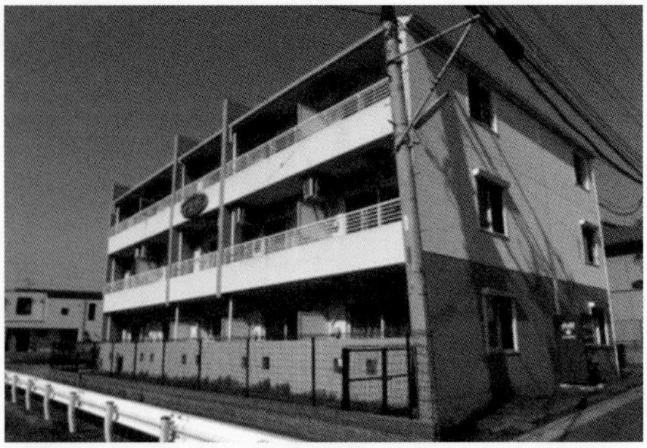
写真２　ラピオン在宅サポートハウス。１階にラピオンナーシングデイサービス（療養通所介護・児童発達支援・放課後等デイサービス）

これまで新規事業を立ち上げてきました。

2017年に始めた重症心身障がい児への児童発達支援・放課後等デイサービスも、地域に必要とされての開設でした。何年も前から、訪問看護を受けている子どもの保護者に「安心して預けられるところがほしい」「きょうだいの行事に行きたい」と言われていました。また、当社は小児の訪問看護を積極的に行っていたため行政からも開設を切望されていました。訪問看護を受けている子どもたちは重症度も高く、医療的ケアが欠かせない子どもばかりです。地域の放課後等デイサービスには通えず困っているのであれば、自分が立ち上げるのが最善と考え、事業を開始しました。

近隣の市町村から新規開設を依頼されることもありますが、この「住み慣れたわが町」にまだ必要なことがある以上、ほかの地域に進出することはないと考えています。

サービスは「品質」重視 目の届く範囲で展開する

日野市に限定して事業展開しているのには、ほかにも理由があります。それはサービスの質へのこだわりです。自分の目が届く範囲でなければ質に責任が持てないと考えているからです。当社では、新規事業を立ち上げる際には、必ず私自身が現場で直接ケアを提供し、１～３年かけてそのサービスの基盤づくりをします。新しいものをつくるからには最高の品質でサービスを提供したい。すべては利用者への責任と利用者の利益のためにと考えてのことです。

在宅サポートハウスの開設や、療養通所介護・看護小規模多機能型居宅介護の立ち上げは、地域に既存のサービスがなかったため、当社の思いをそのまま形にできるチャンスでもありました。この事業はなんのために行うのか(目的)、どんな支援をするのか（方針）、何を大切にするのか（理念）を、そこで働く看護師や介護職員に伝え、新しいサービスをともにつくり上げることで「ラピオンの使命」や「ラピオン大切な言葉」（図１）を実際に感じ、理解してもらえると考えます。「利用者が何を求めているのかを常に察し、利用者と家族の立場で物事を考えること」の大切さをともに理解しながら基盤づくりを行い、その社員の中から管理者を決め、その後の管理を任せるようにしています。

当社のサービスを利用する人は、医療ニーズが高く、看取りの支援も必要です。ほとんどの介護職員は医療的ケアや看取りの経験がなく、最初は戸惑いや不安がある中で働くことになりますが、それでも当社の理念に共感し、「自分たちができることで利用者を支えたい」「利用者に寄り添ったケアをしたい」という思いを持って集まっています。私は、そうした思いを大切にし、安全に、かつ安心して働ける環境をつくるために必要な研修を行い、知識と技術を習得して医療的ケア（喀痰吸引と経管栄養）ができるように支援しています。日々のケアを一緒に行いながらフォローすることが介護職員の安心につながり、介護職員は自信を持って仕事ができるまでに成長します。

在宅サポートハウスと看護小規模多機能型居宅介護事業所は、開設当初から夜勤は介護職員が担当しています。どちらのサービスも医療ニーズの高い利用者が多いため、本来なら看護師が夜勤を担当することが望ましいと思いますが、経営的にも人材確保の面でもそれは非常に困難です。医療ニーズの高い利用者の支援であっても、介護職員が安全に担うことができれば、それもまた１つの支援のあり方です。ただ、介護職員が１人で夜勤ができるようになるまでは何カ月もかかります。その間、私も事業所に寝泊りをしてフォローしてきました。こうしたサポートは、サービスの質を保ち、安全に、かつ安心して仕事をしてもらうためには、どうしても必要です。

当社の考え方は、“誰でもできることはしない、ラピオンだからこそできることをつくり上げていく”というものです。当社の場合、気管切開や人工呼吸器の管理が必要な利用者や、がんの終末期にある利用者が多く、見守りや喀痰吸引などのケアであっても非常にリスクの高い

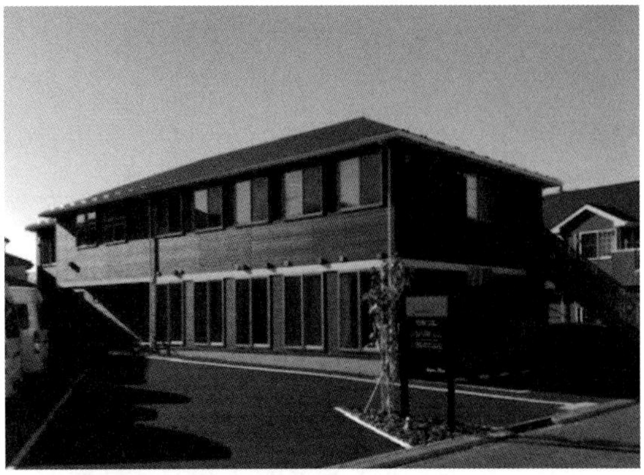

写真３　看護小規模多機能型居宅介護を展開するラピオンナーシングホーム。２階がラピオンナースステーション

状況にあります。こうした中で、介護職員が看護師の支援を受けながら自立して医療的ケアを担うことを当社のサービスとして提供している以上、自分の責任の持てる範囲で事業を展開していく必要があるのです。今では、当社の介護職員は地域の主治医や医療機関からの信頼が厚く、介護のプロフェッショナルとしてラピオンの顔となっています（**写真3**）。

経営の基本は信頼を得ること

当社では、毎月各事業所の管理者が集まり、経営戦略会議を行っています。経営戦略といっても数値（売上）を話題にすることはほとんどありません。もちろん、各事業所に課すノルマもありません。地域の最近の動向や、必要と思われるサービス、質の管理、人材に関することなどの情報を管理者間で共有し、改善すべき課題がないか、課題があればどうすればよいか、知恵を出し合います。数値（売上）報告は事前にしてもらっているため、極端に売り上げが落ちた部署や毎月落ちていく部署は「なぜ売り上げが落ちたのか」を分析し報告してもらいます。その際も、一番重要視することは「サービスの

質と顧客満足」が管理されているかどうかです。些細なことでも利用者からのクレームがなかったか、キャンセルが続いていないか、利用者の表情や言動に気になることはないか、社員の対応に気になることはないかなど、サービスの質や顧客満足の視点で分析し、個々の利用者が本当に満足するサービスを提供できているのかを考えてもらっています。

「利益を追求するよりもたくさんの信頼を」。この考え方は起業した当初から変わらず、私が常に言い続けている言葉です。信頼されるサービスが提供できていれば顧客は満足し、次の顧客へつながる。地域の信頼が得られれば、事業は続けられ、私たちが存在し続けることができる、という考え方です。とはいえ、利益が出なければ存続も新規事業への投資もできないため、きちんと経営的視点を持って事業を展開しています。

今後の展望

これまで当社は地域の課題を解決するために、地域に足りないサービスや必要とされるサービスを実現してきました。このスタイルは今後も変わりません。喫緊の課題は、今、放課後等デイサービスに通っている人工呼吸器を装着したAさんが今年度高校を卒業し、その後に通える生活介護事業所がないことです。地域の生活介護事業所からは「常時、人工呼吸器が必要な人への支援は難しい」と断られたため、Aさんのために、4月開設に向け生活介護事業所の新規開設申請をしました。しかし、これで課題が解決したわけではありません。医療的ケアの必要な障がい児者の親亡き後をどう支援していくかは、今後の社会問題でもあります。

当社が現在支援している重症心身障がい児は訪問看護と通所サービスを合わせると30人にのぼります。30代までの障がい者を含めると、もっと多くなります。保護者がいつも言うのが「自分が面倒を見られなくなったときに、わが子を見てくれるところはあるのだろうか」という不安です。地域に医療的ケア児者を受け入れるグループホームや入所施設が足りていないことは十分把握していますが、どこから始めればよいのか、どこまで支援すればよいのか、私の悩みは尽きません。現在も、どのような方法で支援することが最善なのかについて、当該保護者の皆さんと意見交換しながら今後の方策を考えているところです。

●株式会社ラピオン
〒191-0041
東京都日野市南平7-2-14
TEL 042-599-8867
http://www.lapion-jp.com/nurse-station

〈実践 3〉 株式会社デザインケア

「ベターワーク」と「ベターケア」の両立による持続可能な組織への挑戦

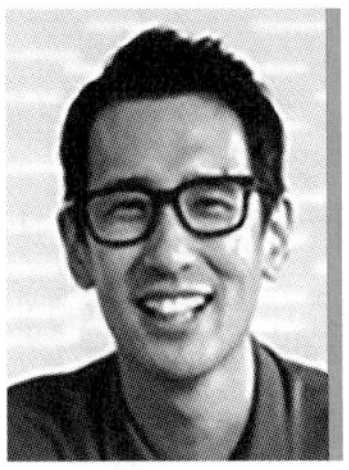

株式会社デザインケア 代表取締役
看護師
藤野 泰平
（ふじの やすひら）

名古屋市立大学看護学部卒業後、聖路加国際病院に入職。その後、訪問診療クリニック、訪問看護ステーションでの勤務を経て 2014年 11 月に株式会社デザインケア・みんなのかかりつけ訪問看護ステーションを設立。一般社団法人日本男性看護師会の共同代表や愛知医科大学大学院非常勤講師などを歴任。

「医療の空白地帯にも１人ひとりが自分らしく生活するためのケアを届けたい」という思いを形にすべく訪問看護事業を展開する「株式会社デザインケア」。「ベターワーク」と「ベターケア」を両立させるマネジメントのポイントを紹介します。

当社について

「株式会社デザインケア」は、現在、訪問看護・コミュニティデザイン・企業内保育園の3つの事業を展開しています。訪問看護事業所は1都5県に計22事業所（2023年3月時点）あり、約180名のスタッフが働いています。「日本の隅々まで最高のケアを届ける」というビジョンの実現をめざし、0歳から100歳を超えるすべての人たちに最適なケアを提供できる体制づくりをしています。

へき地や離島など、どの地域にもケアを行き渡らせるため、最終的には全国で1万事業所の運営をめざしています。創業5年弱で10事業所を実現したので、今は100事業所をめざすフェーズです。同じ思いを持つ仲間とともに、全国展開に向けて取り組んでいます。

社名の“デザインケア”には、文字どおり「デザインされたケアを提供したい」という思いを込めました。つまり、私たちは「場当たり的なケアではなく、理想を形にするために練り上げられた構想に基づくケアを現実化するのだ」ということです。サービスブランド名としての「みんなのかかりつけ訪問看護ステーション」には、「在宅にかかわる看護師とセラピストのチームが、さまざまな疾患があるすべての世代の人々にとって、困ったらいつでも相談できる存在でありたい」という思いを込めました。まだ日本には、看護師やセラピストに対する「かかりつけ」という概念がありませんが、近い将来、「かかりつけ看護師」「かかりつけセラピスト」の存在を世の中の当たり前にしたい。それによって、日本中どこにいても、安心して家で暮らせる社会を実現したいと考えています。

「日本の隅々まで最高のケアを届ける」

私は愛媛県出身で、瀬戸内海の島で育ちました。そこは医療資源が不足しており、十分な医療が受けられない場所でした。そうした「医療の空白地帯」と呼ばざるを得ないエリアを日本中からなくしたいと強く思い、医療職を志しました。大学の看護学部を卒業後、最先端の救急を学べる病院に就職し、救命救急に5年携わりました。しかし、急性期病院はとても忙しく、患者1人ひとりの個性や生活に寄り添った個別性のあるケアを提供するのは困難だと感じる日々でした。

また、私が強く興味を持っていたのは「患者さんは退院後に本当に幸せになれたのだろうか？」ということでした。あるとき、どうしても在宅での暮らしぶりが気になり、休日にボランティアとして訪問看護に同行しました。そこには、疾患のある人が在宅酸素療法を行いながら、たばこを吸って自由に暮らす姿がありました。たばこが疾患を増悪させるとしても、幸せのために「自分らしく」生活していたのです。この経験から、疾患がありながらも幸せに暮らすサポートをしたいと思い、在宅の世界に飛び込み、2014年に当社を設立しました。

私が起業した理由は、2つです。1つは、私が育った島のような、医療が届かない地域をなくすことで、誰もが安心して家で暮らせる社会をつくりたいと思ったから。医師だけでは、人数的にすべての地域をカバーすることは困難です。「日本の隅々まで最高のケアを届ける」には、全国に約128万人いる看護師[1)]にこそ可能性があります。さらに、「訪問看護」であれば24時間365日、生活を支えられると考えました。

もう1つは「医療職自身が輝きながら働ける場所をつくりたい」という思いです。最高のケアを届けるためには、医療者自身が幸せであることが大前提です。やりがいを感じて輝きながら最高のケアを届けるため、互いを高め合える職場をつくりたい。看護師やセラピストの仕事はもっとクリエイティブであってよいと思っています。指示どおりに役割を果たすだけでなく、「こうしたい」「ああしたい」と話し合って挑戦できる仕事です。私たちの可能性を広げ、やりがいをもって働く医療職を増やしたい、活躍の場を広げたいのです。

そこで、私たちは、「訪問看護」という手段を使い、疾患や治療にかかわらず、誰もが幸せになるための伴走者になりたいと思っています。同じ思いを共有する仲間とともに、最高のケアを日本の隅々まで広げ、水や電気と同じように生活のインフラストラクチャーとしてケアを利用できる、そんな社会をめざしています。

全国展開に向けた事業形態

●マネジャーを育成する

当社は、事業の主軸を「在宅での最高のケアの提供」と定め、訪問看護事業に資源を集中させています。利用者が家で安心して暮らせるように、365日24時間営業です。

各事業所単位では大規模化せず、10名を超えたら分割する体制としています。これは、全国展開するために優秀なマネジャーをより多く育てるため、というのが大きな理由です。事業所数が多ければ、それだけポストが増えます。ポストが増えれば、マネジャーとしての経験を積む機会が増え、その機会によって成長も促されるという人材育成の視点です。また、1人のマネジャーがマネジメントできる組織の最適サイズは10名程度と考えていることも大規模化を行わない理由でもあります。

●オンコール（夜間待機）体制の負担軽減と、利用者の夜間の安心との両立

当然ながら夜間対応も行っていますが、オンコール担当者には、体力的にも精神的にも負担がかかります。担当者の負担軽減のためにさまざまな取り組みをしており、1つの施策として、2020年11月からコールセンター制度を導入し、コールセンター担当と出動担当を配置することとしました（ただし、事業所によっては異なるケースもあります）。

利用者からの電話は、まずコールセンター担当が対応します。電話でアセスメントを行い、必要時には出動担当へ連絡し、訪問を依頼する仕組みです。こうして役割を分けることで、コールセンター担当は、1人で対応しなくてはいけないプレッシャーから解放される上、すぐに相談できる相手がいることで安心感もあります。一方の出動担当は、出動時以外は休めるという身体的メリットがあり、さらに、運転中の電話対応が不要となることで安全が確保できます。これが、当社の夜間担当者の負担軽減のための施策です。

待機できるスタッフの採用・育成にも力を入れており、平均待機回数を月4回以内（週1回程度）にすることをめざしています。名古屋市内の事業所では、この目標をほぼ達成しています。

●名古屋市から全国展開

事業は私の地縁のある愛知県名古屋市からスタートしましたが、起業の目的は「日本の隅々まで最高のケアを届ける」ですから、見すえる目標は全国展開です。とはいえ、訪問看護事業所の経営は容易ではないため、名古屋市および愛知県全域で成功パターンを模索しつつ、空白地帯を埋めながら、徐々に東海3県（愛知県・静岡県・三重県）、他地域への展開を進めています。

他地域の新事業所には「そこで訪問看護がしたい」という人の存在が不可欠です。訪問看護は、地域をよりよくしたいと考える人が地域に貢献する手段であり、そういう人たちを掘り起こしていく必要があります。そこで、地域に思い入れのあるマネジャーの採用・育成を起点として開設を進めています。

●「飛び地」での開設のサポート体制づくり

近隣に事業所がない場所を、社内では便宜上「飛び地」と呼んでいますが、そういった「飛び地」での開設をいかに加速し、軌道に乗せられるかも重要なテーマです。医療過疎地も含む「飛び地」への開設には、通常以上に、十分な経営ナレッジや人的・物的資源を備える必要があります。

今後、より多くの人に最高のケアを届けるため、そうした事業所の開設や運営のための仕組みづくりを進めています。具体的には、オンラインを併用したスタッフ教育、評価会議や評価システムの運用・改善、利用者宅への訪問時にテレビ電話を介してケアをサポートする取り組み、事業所の垣根を越えて相談できる仕組みなどです。バックオフィス（労務・人事・広報など）によるサポート体制も含め、体制構築を進めています。

人を育てる仕組みづくり

●人材採用は“VMV（ビジョン・ミッション・バリュー）”の共感を重視

ビジョンの実現のために、人材採用は最重要テーマとしています。採用する（入社してもらう）人材は、当社のビジョンや風土に合う人に絞っています。採用経路はリファラル（紹介）、

公募、ホームページからの自然流入のいずれかで、面接前に必ず一度は来所してもらい、当社の社風や文化に馴染めそうか（カルチャーフィット）を相互に確認した上で面接に進んでもらいます。面接は配属先の所長と直属の上長となる訪問看護部長、さらに採用担当者が同席し、複眼的に選考しています。選考では「デザインケアらしさ」を重視し、VMVに共感できる人のみを採用しています。その結果、よりよい風土が醸成され、よい人が入社する流れを生み出したいと考えています。ちなみに、人材紹介サービスは利用していません。

●独自のラダー教育

当社には独自のラダー制度（キャリアアップ制度）があり、人材育成・人材教育で活用しています。ビジョンを共有できる人材を育成するには、一般的に使われているキャリアアップやスキルアップのためのラダーをさらに進化させ、ビジョンに照らして、最適化する必要があったからです。

毎月、所長とスタッフは、ラダーを使った面談を実施し、課題と実践結果の振り返りを行います。具体的な成長テーマを言語化し、共通認識とすることで、成長を促すサイクルを回しています。また、評価結果は全社の所長以上が参加する評価会議ですり合わせ、評価のバラつきを防いでいます。こうしたラダー活用によってスタッフの努力を適切に評価し、チームの団結力を底上げできると考えています。

このような公正な評価システムにより、人材の抜擢にも適切な判断を下すことができます。実力があれば年齢にかかわらずラダーのレベルを上げることができるので、若くしてマネジャーになることも可能です。歴代の最年少マネジャーは、任用時に25歳でした。

●「グランドルール」による組織風土づくり

医療者がケアを提供する上で、働く環境はとても大切です。当社では、フラットでオープンな組織風土を醸成するために「グランドルール」というものを設けています。例えば、「自由闊達に意見交換に参加して、みんなで決め、決めたことは実行する（決まった後に批判しない）」「陰口を言わない」「全員“さん”付けで呼び合う」などです。これは、意識のベクトルが利用者ではなく先輩や組織に向かってしまうことを防ぐためです。私たちが意識を向けるべき相手は、利用者です。どうすれば利用者にとって理想のケアを提供できるかを第一に考え、互いに助け合いながらケアを提供することが私たちの役割です。そのために、当たり前ともいえることをグランドルールとして言語化し、社内の人間関係にわだかまりが生まれないような風土づくりに励んでいます。

「ベターケア」と「ベターワーク」の両立

●最高のケアを提供する「ベターケア」

当社では、利用者の生きる力と生きる希望を育む最高のケアの提供を「ベターケア」と定義し、さまざまな仕組みでケアを磨き続けています。これは、人材採用と並ぶ最重要テーマでもあります。

「ベターケア」の実現に向け、ケアのナレッジを全社員で共有して事業の成長をめざす仕組み（エコシステム）として「善い仕事フォーラム」を設け、半年に1度、開催しています。具体的には、リアルとオンラインを組み合わせ、各事業所内での予選を通過したケア事例について、映像と本人のコメントによって全社にナレッジを共有しています（**写真1**）。事例をま

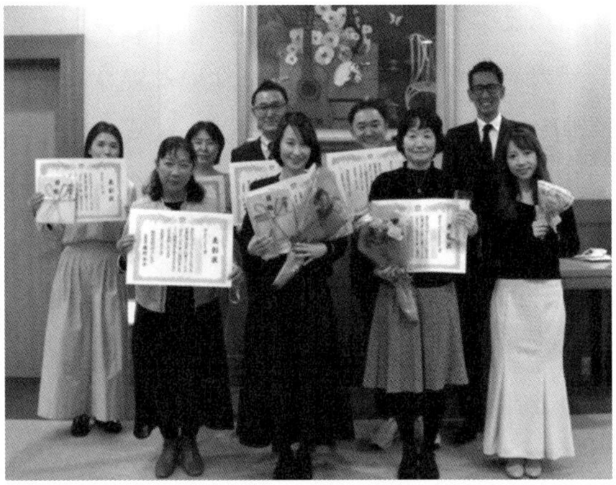

写真１「善い仕事フォーラム」のケア事例発表者と筆者（後列右）

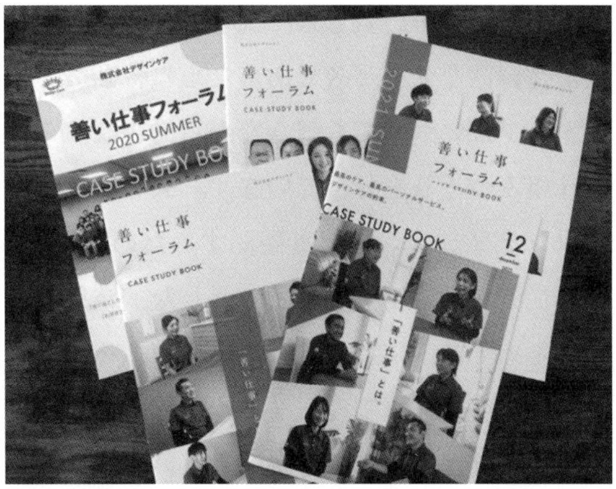

写真２ 事例をナレッジ化した冊子を作成し、社内で共有

とめた冊子を作成し、最も重要な社内イベントという位置づけとして運用しています（**写真２**）。

チームで提供したケアの質は、在宅看取り率や再入院率などのアウトカムを指標にし、客観的に評価しています。2022年からは、顧客満足度調査も始めました。利用者の率直な満足度を知ることで、サービスの質向上をさらに進めていきたいと思います。

●スタッフの幸せを優先する「ベターワーク」

一方、「ベターケア」の実現には、まず私たち自身が幸せでなくてはならないという考え方を大切にしています。この価値基準を「ベターワーク」と呼び、働きやすい風土づくりのほか、ICTツールによる業務効率化や夜間待機の負担軽減、時短勤務制度など、働きやすい環境づくりに取り組んでいます。業務の効率化によって残業を減らし、時間に余裕が生まれれば、その時間は利用者のために使うようにしています。

ちなみに、スタッフ個人での訪問数や売り上げの目標はありません。その代わり、1日の労働時間のうち、訪問のケアに使う時間が60%となることを目標にしています。60%を達成すれば、それ以外の時間の使い方は自由です。事業所ごとに定める目標によっても時間の使い方は変わりますが、多くは利用者にサプライズやプレゼントをすることで笑顔につなげる「ハッピープロジェクト」や、地域連携を進める「ベターコミュニティ」のための活動に使われています。スタッフのやりがいやモチベーションのためにも、自律的に働ける環境を大切にしています。

●ICTツールの活用

当社はICTツールを積極的に活用し、情報共有やいつでも相談できる環境づくりに取り組んでいます。スタッフ全員に貸与するiPhoneから、チャットツールや電子カルテを操作でき、時間や場所を問わず情報共有や記録、さらには訪問先からのビデオ通話による相談も可能です。こうしたICTツールの活用は、スタッフの負担軽減やケアの質の担保につながっています。訪問看護経験の少ないスタッフからは「いつでも相談できる環境は安心できる」という声があり、ベターケアやベターワークを支えています。

持続可能性を高める経営への挑戦

●訪問看護は人が資本

訪問看護はケアを担う人がいなければ成り立

ちません。ケアの質も人で決まります。訪問看護が持続的なサービスであるために、私たちはスタッフがいつまでも輝きながら働き続けられる仕組みづくりを行っています。スタッフ個人のコンディションを定点観測するため、2年前から従業員満足度調査を始めました。結果はとりまとめて社内にも公開しています。そのほかの評価制度、人事制度も「どうすれば持続的なケアの提供が実現できるか？」という視点で整備しながら、基盤づくりを進めています。

●他業種人材の採用と活用

医療の課題は、医療業界だけに留まりません。日本全体の課題といえるものもあり、医療者だけで解決するのは困難です。ただし、多くの人と協力し、知恵を集めて早く解決できれば、その分、医療者は得意分野で活躍する時間がつくれます。

そのために当社では、事業統括や広報、人事労務の部門では、他業種の経営幹部をはじめ、医療職ではない専門人材を積極的に採用しています。これらの部門は「バックオフィス」として、収益を担う「フロントオフィス」の医療職をサポートするチームという位置づけです。さまざまな経歴を持つスタッフでバックオフィスを強化し、経営基盤づくりを進めています。もちろん、バックオフィススタッフも「ビジョンへの共感」を採用基準としています。

●生産性を上げて持続可能性を高める

よいケアを提供して評価が得られれば、結果的に会社の利益につながります。その利益をさまざまな施策へ再投資することで、会社の魅力が高まり、既存スタッフのモチベーションが上がったり、さらに優秀なスタッフを採用できたりするようになります。このサイクルを回し続けることによって、組織の持続可能性を高めたいと考えています。

また、国の制度に頼り過ぎないという意識も大切にしています。人口もGDPも減っている日本では、政府が湯水のように補助金を出し続けるのは不可能です。今後、診療報酬の点数や介護報酬の単位数は下がっていくかもしれません。国の制度に依存し過ぎないように、1人ひとりが生産性を高める仕組みづくりが必要です。生産性を上げて、多くの方に最高のケアを届けつつ、一定レベルの利益を出せる体力づくりが重要です。

●訪問看護機能のハイブリッド化

同じ日本国内であっても、地域や自治体によって在宅医療の状況はさまざまです。地域ごとに訪問看護ステーションに求められる機能も異なります。医師との連携が特に重要な地域では、外来の遠隔診療のサポートや、行政と連携したサービスが必要になるかもしれません。今後、医療過疎地にも医療や看護を提供するためには、未来の医療提供体制の有様を想像しながら、どのような機能が必要なのかを考え、準備することが必要です。自費の訪問看護を入れたり、心不全やCOPDの重症化予防について保険者や行政から委託を受けたりして機能をハイブリッド化すれば、さまざまなことができると思います。それらは、最高のケアを提供することを前提としつつ、今私たちが磨き続けるケアの延長線上にあるものと捉えています。

今後の展望

●最終的には国内1万事業所。医療の届かない自治体をゼロにしたい

当社の事業所は、今年中に10都府県に広がる計画です。前述のとおり国内1万事業所をめざしていますが、5年以内に100事業所、10年以内に1000事業所の展開が現実的と考えています。不確定要素が多く単純計算はできませんが、このペースでいけば、私が60歳になるころには1万事業所に到達できるでしょう。ただし、社会の状況や会社の規模によって、組織の有様は変わります。大切なのは、スタッフが笑顔で、自分らしく輝けるような組織であることです。それに向けて、理想的なケア提供のプロセスや、組織体制を考えていきます。

●どこにいてもケアを受けられる社会へ

私たちがめざすのは、日本のどこにいてもケアを受けられる社会です。山や離島に1人で住む人が、病気があっても安心して暮らせるために私たちはどうすべきでしょうか。その解決には、コストとのバランスをとりながら、質の高いケアをどうすれば提供できるかという発想が大切です。訪問看護事業所のサテライト化や、遠隔診療の仕組み、地域の保健師との連携などが必要かもしれません。さまざまな形をとりつつ、医療過疎地でもよいケアを届け続けることを模索する、これが日本社会にとって、医療におけるエコシステムになるのではないかと考えます。

●海外への展開

世界的にみると、日本は医療へのアクセスは良好ですが、まだ不十分です。そこに私たちが解決策を見いだせれば、海外にもサービスを広げていける可能性があります。日本は“高齢先進国”であり、G7の一員でもあります。これから他国に貢献できる余地は大いにあります。国内で磨いた価値をもって海外に貢献できれば、グローバル企業として多くの人の役に立てるかもしれません。いずれは海外も視野に入れ、最高のケアを広げていきたいと思っています。

●次世代へのバトンをつなぐ

私がデザインケアの事業を広げていくことで「世の中を変えるためには、こんな働き方や生き方がある」と次世代に示したいと思っています。看護界には、多くの先人たちが、世の中を変えようと努力してきた歴史があります。私の役割は、その先輩方から受け取ったバトンを引き継いでいくことです。そのときに、私たちが次世代の看護師にどういうバトンを渡せるかが重要だと思っています。彼らには、物怖じせずに「世の中をもっとよくすることができる」と感じてほしいのです。社会課題に当事者意識を持ち、その課題の改善行動を起こせる看護師が、もっと増えてほしいと願っています。

●引用・参考文献

1) 厚生労働省：令和2年衛生行政報告例（就業医療関係者）の概況, p.2, 2022.（https://www.mhlw.go.jp/toukei/saikin/hw/eisei/20/dl/gaikyo.pdf）［2023.3.7確認］

●株式会社デザインケア

〒450-0002

愛知県名古屋市中村区名駅2-38-2

オーキッドビル3階A-1

TEL 052-212-9817

https://kakaritsuke.co.jp

〈実践 4〉 WyL 株式会社

理念の実現に向けた「協働」を軸とした組織づくり

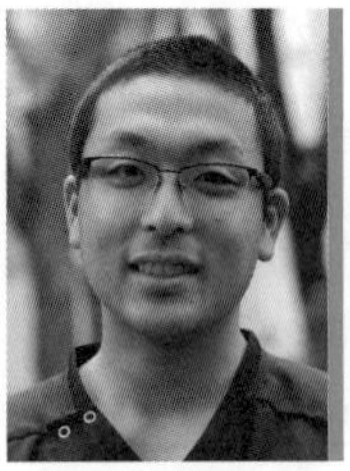

WyL 株式会社 代表取締役
ウィルグループ株式会社 代表取締役
ウィル訪問看護ステーション浦和 所長
聖路加国際大学在宅看護学 臨床教授
在宅看護専門看護師
岩本 大希
（いわもと たいき）

2010年慶應義塾大学看護医療学部卒業。北里大学病院救命救急センターICUに勤務後、2012年ヘルスケアベンチャー企業にて訪問看護事業の立ち上げ、訪問看護ステーション運営を行う。2016年WyL 株式会社を、2019年ウィルグループ株式会社を設立。同年聖路加国際大学大学院看護研究科看護学専攻博士前期課程在宅看護学上級実践コースを修了し、在宅看護専門看護師の認定を受ける。2022年「第７回 山上の光賞 35 歳以下の部 看護・保健部門」受賞。

社の理念である「全ての人に家に帰る選択肢を」を実現するために、優れたケアの実践家や訪問看護を始めたい人たちと協働し成果を上げていく組織づくりについて、採用・教育・支援を中心に紹介します。

「WyL 株式会社」の概要

「WyL 株式会社」は 2016年、東京都江戸川区にて創業しました。江戸川区・江東区内では地域を絞って集中的に出店するドミナント展開しつつ、同時に地方ではフランチャイズ展開を行い、2023年 4月現在、19カ所のステーションを運営しています。主な事業は、訪問看護ステーション運営、フランチャイズ・パートナー事業、教育・学習コンテンツ作成協力、オウンドメディア運営、訪問看護記録クラウドソフトウェアの開発と販売、オマハシステムデータの収集、研究者とのデータ分析・提供等の共同作業です。

訪問看護をより広く提供したい

筆者は当社を設立する前、24歳から 4年間ほどケアプロ株式会社[*1]で訪問看護事業の立ち上げから拡大までの事業に携わり、そのときの経験が今を支える屋台骨になっています。その当時、今後の展開として「エリアも対象者もより広く訪問看護を提供できたらいいな」と思ったことが起業のきっかけです。「自分のしたいことは、自分でリスクをとってするのが筋では？」と考えた末、まったく知らない土地で一から事業を始めました。

「アントレプレナー」という表現には、「起業家」や「革新的な事業」のような華々しいイメージがあります。筆者の場合は従来型の業態での一般的な独立であり、起業家とは呼べないかもしれないことをお断りしておきたいと思います。

「全ての人に家に帰る選択肢を」

●24時間365日の在宅看護サービス

起業するからには、「自分がしたい看護」よりも「困っている誰かの何かを解決したり、役に立ったりすること」が目的でなければ意味がありません。後発であることも踏まえつつ、同じ市場で困っている人に焦点を当てていくことは独立前から決めていました。具体的には、ターミナル期にある人、さまざまなデバイスが必要だったり困難を抱えたりしている人、精神障害を持つ人、重症児や医療的ケア児など、受け皿が足りていない人たちを中心にケアを提供することです。それらの人たちは、属性として医療的ケアニーズや、いわゆる医療依存度・重症度が高くなりがちです。そうすると、曜日に関係なく提供されるケアサービスが必要になります。加えて、入院医療機関の在院日数短縮や地域移行推進を背景に医療的ケアが必要な状態で退院する人たちが増えており、24時間365日営業する訪問看護サービスが地域にいくつかあってもよいと考えました。

それらのコンセプトを表現し、「全ての人に家に帰る選択肢を」を理念（Mission）としました（図1）。これは当社を含むウィルグループ株式会社[*2]の現場での合言葉になっています。

●包括的な視点と、アウトカム指標

当社が取り組んでいるもう1つのテーマは、「ケアの成果」の追求を目的としたデータに基づく訪問看護です。訪問看護の世界に飛び込んだとき、自分の未熟さを実感しましたが、それ以上に先輩たちの看護やリハビリの実践に感動を覚えることの連続でした。創造的で利用者や家族のために意味のある・効果のあるケアが多く、救われている人たちがたくさんいました。同時に、“こんなによい実践なのに”、世間にその価値が広まっていないことに悔しさを感じました。皆さんはよくおわかりかと思いますが、

当社の理念（Mission）と定義　図1

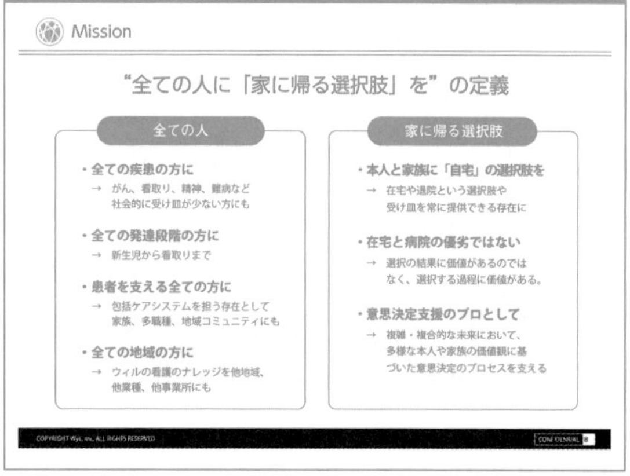

世間では訪問看護はニッチで人々にあまり知られていない公的サービスの1つだと思います。政策面や制度面からみると、入院診療などと比較して、それほど重要性が認識されていないとも感じます。しかし、現実的には非常に重要なサービスであり、社会的インフラです。

おそらく他国と比べても、日本の訪問看護におけるケアの質の高さには競争力があると思いますし、実際、訪問看護の価値や素晴らしさは、感動的なエピソードや事例として語り継がれてきています。一方、定量的に「訪問看護は何を実施していて」「どんな人に」「どんな効果や結果をもたらしているのか」については、そもそも共通の構造化されたデータは存在しないに等しい状況です。エピソードや事例を広く一般化するためには、大規模で定量的な評価を示し訪問看護を見える化しなければ伝わらないのだと考えます。先輩たちやわれわれが積み上げてきたケアを見える化し、その価値を証明していくには、データを恒常的に収集し活用することがスタートラインになると考えました。

他国をみると、米国や英国では組織的にデータ収集を行っています。特にオランダの在宅ケア組織ビュートゾルフ（Buurtzorg）[*3]は、米国で開発された訪問看護実践の記録システムである「オ

＊1　本号 p.40-47 参照
＊2　WyL 株式会社は訪問看護サービスを利用者へ直接提供する BtoC（Businpss to Customer）を中心とし、ウィルグループ株式会社は訪問看護事業者や関連事業者へさまざまなサービスやコンテンツを提供する BtoB（Busincss to Business）を中心とする。両社はウィルホールディングス株式会社の完全子会社

当社のアクション　図2

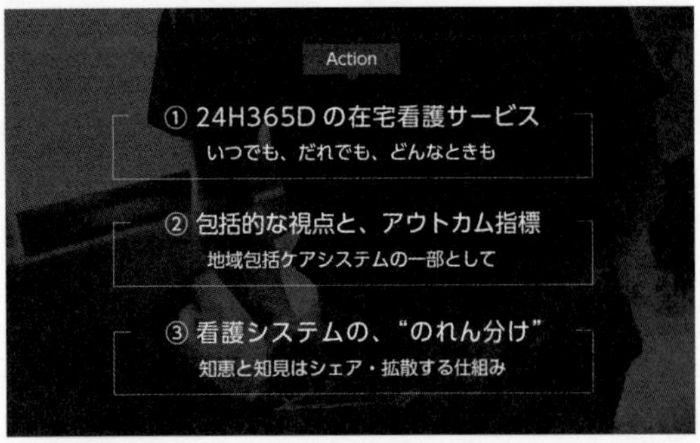

Action
① 24H365D の在宅看護サービス
いつでも、だれでも、どんなときも
② 包括的な視点と、アウトカム指標
地域包括ケアシステムの一部として
③ 看護システムの、“のれん分け”
知恵と知見はシェア・拡散する仕組み

マハシステム」*4 を活用し、データ・ベースド・ナーシングを実施しています。さまざまなツールを検討した結果、当社でもオマハシステムを活用したデータ収集を始めました。

●看護システムの、“のれん分け”

訪問看護ステーションは一般的に５人程度の規模のところが多く、特に地方では看護師やリハビリテーション職の確保が難しいとされています。もちろんステーションの大規模化も進めるべきですが、既存ステーションの、あるいはこれから訪問看護を始める看護師たちが看護以外の要因でつまずいてしまい、よいケアを続けられないのは社会的損失だと考えました。そこで、ステーションの経営において共通化できる部分と、個別性や独自性が大切な部分を分け、共通化できる部分は資源を集約・共有する構造を考えました。これが、冒頭で触れた当社のフランチャイズ・パートナー事業です。

「全ての人に家に帰る選択肢を」提供しようとするのであれば、自分たちだけで市場の奪取をめざすよりも、すでによいケアを実践し続けている先達たちや、これから訪問看護を始めたいという人たちと協働していきたいと考えています。

以上３つのテーマを、当社のアクションとして取りまとめて実行しています（**図2**）。いずれも図1に示したミッションとともに創業時に定めたものであり、「全ての人に家に帰る選択肢を」提供するに当たって必要なテーマだと考えています。

「見学」を活用した採用と学習支援

●まずは訪問看護を知ってもらうための「見学」

当社は資金や企業体力が潤沢にあるわけではなく、小さなチームの集合体です。そのため長期的な視点で、訪問看護に関心を持つ人が増え、訪問看護に従事する人が増え、その中で当社のミッションや仕事の仕方に共感を持って参加してくれる人が増えることを理想としています。それを実現する手法の１つとして気軽な「見学」の希望者を常時募集しています。

多くの看護師やリハビリ職にとって、最後に訪問看護に触れた機会は学生時代の実習だと思います。それから数年あるいは何十年もたっていれば、訪問看護に興味を持っていてもそのイメージははるか昔のものであり、まずは現場を見てみたいと思うのが自然だと思います。当社の見学は純粋な見学であり、採用募集とは違います。カンファレンスの傍聴や許可が得られた訪問先への同行見学をとおして、訪問看護を知ってもらうという活動です。そこから当社で働きたいという希望があり、うまくチームとマッチングすれば入社に至ることもありますが、一方で「できるだけ、ほかの訪問看護ステーションも見に行くといいですよ」とも伝えています。

●マッチングと周知活動

採用は働く人とその組織のマッチングである

*3　オランダ最大の非営利の在宅ケア組織。ICT の活用、「オマハシステム」によるアウトカム評価、小規模なチーム運営、組織のフラット化などによって、利用者・従業員満足度の高い在宅ケアを実現している

*4　1975 年以降、米国ネブラスカ州オマハの訪問看護師協会を中心に開発されたツール。訪問看護ケアの見える化とアウトカムの測定、ケアの質評価・向上を可能にする

オウンドメディア「houkan-navi」　図3

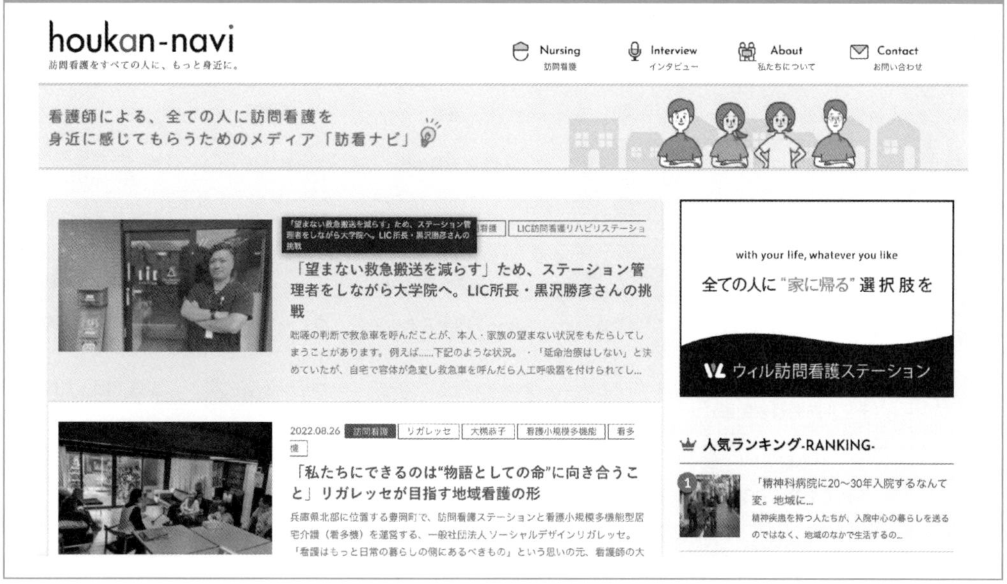

ため、無理にマッチングしても、結局長くは続きません。その意味で見学は、見学者にとってはほかと比較して当社が合うと思えるか、一方、当社にとってはチームにその人がマッチしそうかを知る機会になると思っています。その際は、人物の好き嫌いではなく、その人がチームにいてくれるとよいか、利用者の利益になってくれそうかという視点を大切にしています。そうすると、採用面接の希望があった時点で八割方答えは出ているようなものであり、私たちもリラックスして考えることができます。

一般的に採用面接は、企業側が評価し判断しているように思われがちですが、実際には採用する側も評価されています。面接という非日常の一発勝負ではなく、互いの普段の様子を見せ合う機会として見学は貴重な場だと考えています。もちろん「いい人だな！」と私たちが思っても、ほかのステーションに行く人も多く、それは私たちの未熟さでもあるわけです。しかし当社ではなくとも、どこかで訪問看護師やリハビリ職として働いてくれたとしたら仲間が1人増えることになり、とてもよいことだと思います。そのためには当社を知ってもらうことが重要でもあるため、SNSやWebメディアの運営・ホームページの整備・講演・勉強会・雑誌の執筆など、周知のための活動を大切にして、地道に取り組んでいます（図3）。

●継続教育を中心とした学習支援

当社の学習支援は、訪問看護初心者・入社した人向けの新人教育、継続教育、中堅以上のマネジメント教育の大きく3つで構成されています。その手法も、研修だけではなくOJT・Off-JTなど、多様なプログラムを整えています（表066ページ）。新人教育については、グループ内のどのステーションの配属となっても同じ学習ができるようになっています。また、OJTでも共通プログラムを適用するため、基本的な支援内容に違いはありません。

その中で、比較的特徴的なのは「継続学習支援に力を入れている」ことです。特に当社の訪問看護では、幅広い対象者へのケアが必要になります。基本的なマネジメントの考え方として、

当社の学習支援プログラム（一部）　表

種類	手法	研修項目	時期	対象	提供者	活用場面
新人教育	OJT	他ステーション同行研修	立ち上げ時等	新チームのスタッフ	ウィルグループ	現場実践の見学／研修
新人教育	OJT	入職時オリエンテーション	入職時	入職者	事業所	
新人教育	OJT	新人OJTプログラム	入職3～6カ月	入職６カ月以内	事業所	ウィルクラウド内での振り返りシートで対応
新人教育	自己研鑽 自己学習	基本e-ラーニング	いつでも	グループ内全スタッフ	ウィルグループ	実践で困った際の自己学習
新人教育	Off-JT（アウトプット）	新人定期集合研修	年３～４回	グループ内の入職１年以内のスタッフ	ウィルグループ	新人の振り返り、モチベーションアップ、動機づけ
継続教育	自己研鑽 自己学習	継続教育 e-ラーニング（座学）	いつでも	グループ内全スタッフ	ウィルグループ	実践で困った際の自己学習
継続教育	自己研鑽 自己学習	継続教育 e-ラーニング （モデル訪問解説動画）	いつでも	グループ内全スタッフ	ウィルグループ	実践で困った際の自己学習
継続教育	OJT	他ステーション同行研修（交換留学）	必要時	グループ内全スタッフ	ウィルグループ	現場実践の見学／研修
継続教育	Off-JT	高齢者虐待、BCP、感染症、認知症、個人情報保護、倫理・法令遵守	年間１回ずつ	グループ内全スタッフ	ウィルグループ	年間通して行うべき研修
継続教育	OJT（アウトプット）	ポジティブ事例検討会	必要時	グループ内全チーム	ウィルグループ	実践の振り返り
継続教育	OJT（アウトプット）	オマハ事例検討	月１回	看護展開に悩んだとき オマハ活用方法で悩んだとき	ウィルグループ	誰でも（ウィル以外も可）
継続教育	OJT	相談支援チームのコンサルテーション	いつでも	グループ内全スタッフ	ウィルグループ	実践で困った事例をより具体的に相談、助言がほしいときなど
継続教育	ガイド	コンパス	必要時		ウィルグループ	領域ごとに次に何を勉強するか悩んだとき
継続教育	OJT（アウトプット）	相談支援チームのプチワークショップ	毎月各領域開催	グループ内全スタッフ	ウィルグループ	各領域の実践能力の底上げ
マネジメント教育	Off-JT（アウトプット）	サポーター研修	年６回	ラダーⅢ以上のスタッフ、サポーターやマネジメントにかかわるスタッフ	ウィルグループ	チーム運営、スタッフ支援への研修
マネジメント教育	Off-JT	採用研修	年１回	中堅	ウィルグループ	
マネジメント教育	Off-JT	全チーム会議	月１回	FCオーナー、管理者	ウィルグループ	ステーション運営での悩み相談、シェアなど
マネジメント教育	Off-JT	FC立ち上げ会議	週１回	新チームオーナー、スタッフ	ウィルグループ	ステーション運営での悩み相談、シェアなど
運営	その他	歩き方ガイド （教育、ハラスメント、医療安全、BCPなど）			ウィルグループ	ステーションの運営などに困ったときに立ち返るもの
運営	その他	ウィルクラウド			ウィルグループ	訪問件数、ステーション、個人の成長の見える化
運営	その他	顧客満足度調査	年１回	利用者、取引事業者	ウィルグループ	

チームには多様な経験をしている人が集まることが重要で、それぞれの強みを生かして互いをフォローすることが「全ての人に家に帰る選択肢を」提供するために必要だと考えています。全領域をマスターしたスタープレーヤーは存在しないものと考える一方で、経験がない、浅い領域・技術に対処しなくてよいわけではありません。それらがカバーされ、新しい領域に前向きにチャレンジできる仕組みが重要だと考えます。それが、次に述べる「相談支援チーム」の活動につながっています。

「相談支援チーム」の活動

●相談支援チームの意義と活動

当社の継続教育には、いくつかのコンテンツが用意されています。その中心を担うのは、各領域の専門家たちで構成する「相談支援チーム」です。彼らがコンテンツの作成やサポートを行い、全国の当社が直接運営するステーションやウィルグループ株式会社が運営を支援するステーションが共通資源として活用しています。相談支援チームには、専門看護師（CNS）や認定看護師（CN）、診療看護師、博士号を持つ看護師やリハビリ職が在籍しています。その領域は、在宅看護、小児看護、がん看護、緩和ケア、皮膚・排泄ケア、摂食・嚥下ケア、言語など多岐にわたります。

また、相談支援チームのメンバーは単なる資格保持者ではなく、「日常的に訪問看護実践をしている専門家」であることが特徴です。訪問看護経験のない専門家は訪問看護の特徴的な看護展開や看護過程を知らないため、期待される役割を発揮することが難しい場合が多く、訪問看護のベースの有無が大切だと考えます。当社には、相談支援チームに所属するスタッフ以外にも、がん看護CNSや家族支援CNS、特定行為研修修了者などさまざまなキャリアのスタッフが在籍しています。

なお、相談支援チームの主な活動は、①全国の“壁”にぶつかっている実践ケースのオンラインコンサルテーション、②事例検討、③領域別e-ラーニングの学習コンテンツ作成、④（オンライン・リアル双方の）同行訪問、となっています。特にe-ラーニング動画は100本を超え、いつでも予習・復習が自由にできる環境です。夜間待機を始める際の準備動画や、上級者向けのものもあります。ノルマではなく、自分が必要なとき、先輩から必要と言われたときなどに予習・復習で使うものですが、いつでも学習できる環境を整えていることが重要だと考えています（図4）。

e- ラーニングの例　図4

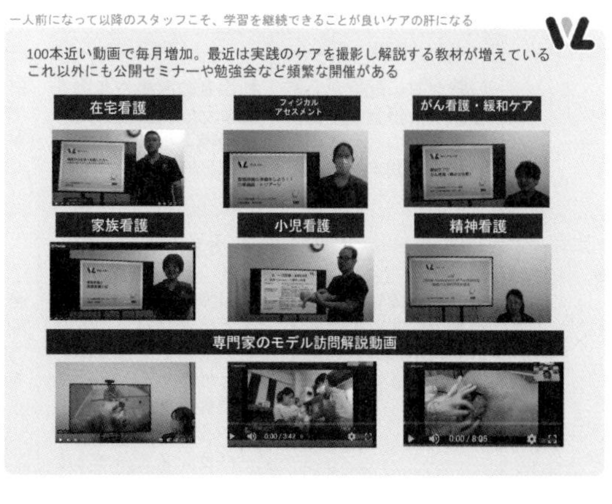

●ラダーと指標の活用

当社では職業人に求められる指標として、すべての現場スタッフが利用できるラダーを整備しています。またラダーとは別に、ベッドサイドでの領域ごとのレベルと、レベルごとの学習項目を整理する「コンパス」という指標を、相談支援チームや現場スタッフたちと開発しました（図5068ページ）。この指標は、それぞれの領域やケアごとに「今自分がどのレベルか」「次に何を学習すればよいのか」がある程度示されており、文字どおりコンパス的なものです。ノルマではないため、振り返りの際に時折使うことを想定しています。初めての領域では「何から勉強したらよいのかわからない」「何がわからないのかもわからない」ということがよくありますが、その混乱時の指針となるツールです。現在地を示すことと、次のニーズに沿ったコンテンツや環境がそろっていることが、生涯学習を必要とするプロフェッショナル職業人として育つ要件

「コンパス」摂食・嚥下ケア（例）　図5

摂食・嚥下ケアのコンパス

定義	観察	直接ケア	教育／相談／指導	ケアマネジメント
口腔ケアに配慮が必要な方や、摂食嚥下機能障害を持つ利用者に自立して訪問することができる	利用者の疾患や年齢を踏まえた口腔衛生状況・接触嚥下機能を観察することができる	計画された手順に沿って口腔ケアや食事介助ができる	家族の構成とシステム、能力を把握することができる	ケアマネジャーや主治医に報連相ができる
	食事場面の観察	口腔ケア 嚥下訓練		
摂食嚥下障害を持つ利用者のいずれのケースで看護展開し、成果を上げられる	・口腔衛生をOHATなどのスクリーニングを用いて評価することができる ・摂食嚥下機能に関して5期モデルやKTバランスチャートを用いて評価する	全身状態や摂食嚥下機能に合った口腔ケアの方法、食事介助の方法を検討し実践する	摂食嚥下機能に合わせた、口腔ケア・食事介助方法の提案・指導を実施することができる	フォーマルな資源を利用し、口腔ケアの方法・回数を検討し実施する
	KTBC 5期モデル OHAT スクリーニング	背面解放座位 脱気訓練 栄養剤の選択	医療保険・介護保険	ACP AHNガイドライン ONSガイドライン
摂食嚥下障害を持つ利用者の、看護導入、退院支援、ケアマネジメントを実施できる	・口腔衛生を評価し、原因の探索ができる ・スクリーニング検査を実施し、摂食嚥下機能障害の有無と原因を包括的に評価することができる	・評価結果をもとに食事介助や口腔ケアを実施し、摂食嚥下訓練を実施することができる ・利用者に適した物品の選定ができる ・代替栄養や補助栄養食品、介護食の選定ができる	家族をエンパワメントし、機能変化に合わせた、食事形態提案、ケアの実施方法について、家族の理解や行動の変化を生む	・本人・家族・ヘルパーに対する口腔ケア・食事介助について指導 ・他職種と倫理的な課題について話し合うことができる
	嚥下機能評価	活動機能構造連関 OLP 姿勢調整 食形態の選択	障害者総合支援法 喀痰吸引等	4分割法
摂食嚥下障害を持つ利用者で、多重課題・複雑性・倫理的問題のある困難事例の実践・調整を自立してできる	・頭頸部がんなどの器質的異常や利用者の口腔評価ができる ・スクリーニング検査、及び臨床的な所見に加え、VEやVFの結果を踏まえ摂食嚥下障害の病態を把握することができる	・食事介助、口腔ケア、嚥下訓練を実施・評価し利用者の状況に合わせてプランの変更を行う ・権利擁護ができる	家族をエンパワメントし、機能変化に合わせた、食事形態提案、ケアの実施方法について、本人・家族の理解や行動の変化を生む	・摂食嚥下に関わる専門機関と連携をとり、多職種連携を実施することができる ・倫理的な課題について主体的に話し合うことができる
	VE・VFの観察			信念対立解明アプローチ

の1つであると考えています。

●**データ・ベースド・プラクティスをめざして**

また、データを基にケアとその質を考えていくことにも取り組んでいます。以前、元「ヤフー株式会社」代表取締役で東京都副知事の宮坂学氏の「測定なくして改善なし」という言葉を目にしましたが、看護の質も同じです。測っていない状況で質の向上や底上げについて述べても意味がありません。

前述のとおり、当社ではオマハシステムを活用することで、ケアの成果の傾向などを見える化することができてきました。それを基に学習支援や教育、質の向上に役立てています（**図6**）。すべてのチームでデータに基づいてPDCAを回すにはまだ課題も多い状況ですが、1歩ずつデータ・ベースド・プラクティスに近づいています。

ゆるやかなグループをつくる

当社のすべての活動は、1つのミッション

オマハシステムの活用例　図6

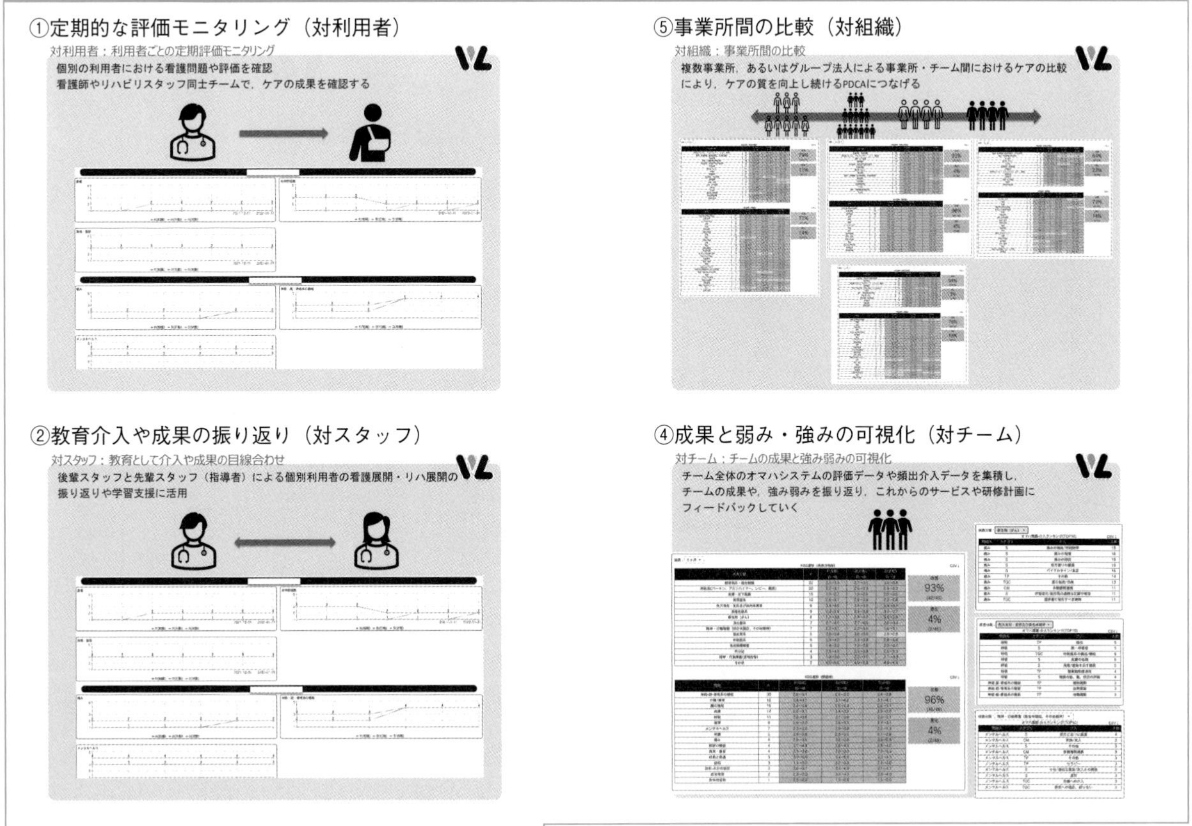

①定期的な評価モニタリング（対利用者）
対利用者：利用者ごとの定期評価モニタリング
個別の利用者における看護問題や評価を確認
看護師やリハビリスタッフ同士チームで，ケアの成果を確認する
②教育介入や成果の振り返り（対スタッフ）
対スタッフ：教育として介入や成果の目線合わせ
後輩スタッフと先輩スタッフ（指導者）による個別利用者の看護展開・リハ展開の振り返りや学習支援に活用
⑤事業所間の比較（対組織）
対組織：事業所間の比較
複数事業所，あるいはグループ法人による事業所・チーム間におけるケアの比較により，ケアの質を向上し続けるPDCAにつなげる
④成果と弱み・強みの可視化（対チーム）
対チーム：チームの成果と強み弱みの可視化
チーム全体のオマハシステムの評価データや頻出介入データを集積し，チームの成果や，強み弱みを振り返り，これからのサービスや研修計画にフィードバックしていく

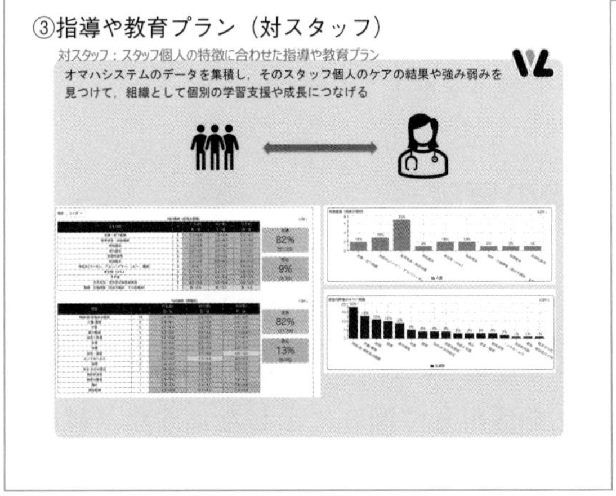

③指導や教育プラン（対スタッフ）
対スタッフ：スタッフ個人の特徴に合わせた指導や教育プラン
オマハシステムのデータを集積し，そのスタッフ個人のケアの結果や強み弱みを見つけて，組織として個別の学習支援や成長につなげる

(図1)と3つのアクション（図2）につながっていますが、統合すると図7（070ページ）のような形になります。当社はプラットフォーマー[*5]に近いのですが、筆者自身がこのプラットフォームに参加する当事者でもあり、フラットなグループ関係の中で事業が回転することを意識して連動させています。

経営維持のためのキーワード

筆者は経営手法などもあまり詳しくなく、経営者として未熟さを感じるばかりで、その適性に自信を持てたことがありません。周囲の人たちの優秀さに支えられながら、手探りで運営しています。そんな筆者が大切にしているキーワードは、「採用」「学習（教育）」「利用者利益とチームの利益の両立」「利益はシェアする（お金だけではなく知識や経験なども含む）」などです。

また、最小単位のチームについては、創業時から「ティール組織」[*6]をコンセプトにしています。厳密にはアレンジを加えていますが、基

＊5　ウィルグループ内の各ステーションが質の高いケアを提供するための基盤（プラットフォーム）を構築している

ゆるやかなグループの仕組み　図7

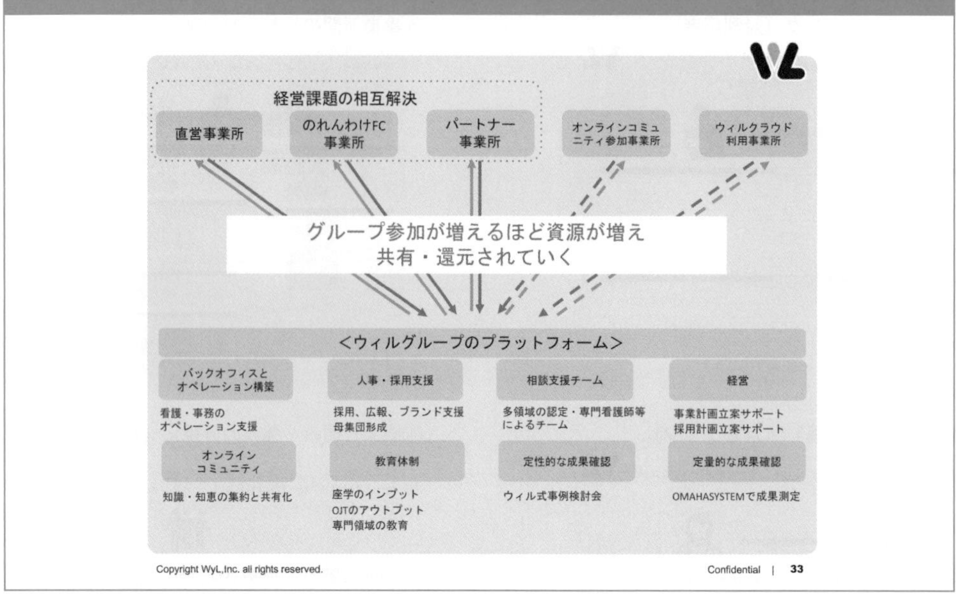

当社の次のステップ　図8

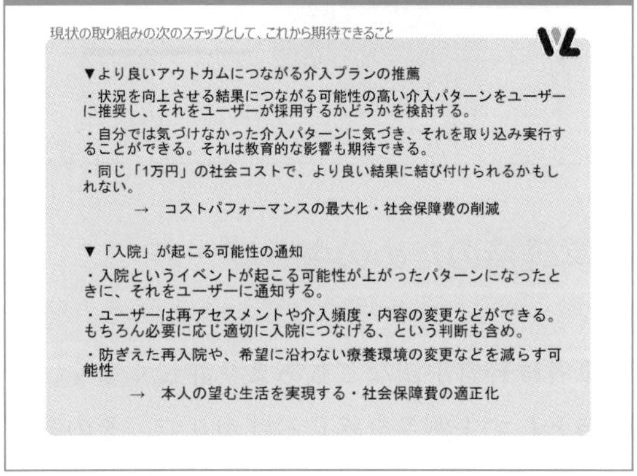

本的な構造は同じで「自律（自立）」を重要なテーマとしており、加えてチームにも個人や家族と同じように発達段階があると考えています。また、基本的な考え方として、チームには多様な経験をしている人が集まることが重要で、それぞれの強みで互いをフォローすることが「全ての人に家に帰る選択肢を」提供するために必要だと考えています。全領域をマスターしたスタープレーヤーは存在しないものと考え、できるだけ同質になりすぎないこと、ミッションへの共感や働く理由がマッチングしていることが大切だと考えています。とはいえ、実際には課題や困難、うまくいかないことも山積しており、日々大変さを感じています。

今後の展望

今後も引き続き仲間を増やしていきたいと思います。また、データが蓄積されてきたため、それを活用して図8に示したような、利用者利益に寄与する実践に向けた取り組みができないか、研究者や技術者とも協働していきたいと考えています。

＊6　階層型組織に見られるヒエラルキー構造が存在せず、会社やチームの目的を実現すべく個人の裁量で意思決定や行動が行える組織

● WyL 株式会社
〒132-0021
東京都江戸川区中央 4-11-8 アルカディア親水公園ビル地下１階
TEL 03-5678-6522
http://wyl.co.jp

〈実践 5〉 株式会社 SOERUTE

「Sharing Happiness」を理念に社会のニーズに対応

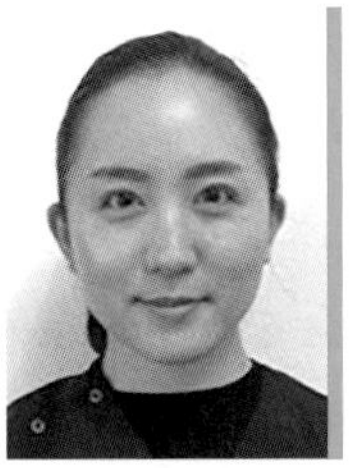

株式会社 SOERUTE 代表取締役
看護師
山上 明日
（やまがみ はるか）

航空自衛隊に入隊し、戦闘機整備に従事。結婚後、夫の転勤を機に除隊し、看護学校へ入学。卒業後、都内病院の救命救急センターに勤務する。その後、約 1 年間のオーストラリア生活を経て帰国後、2018 年に起業（訪問看護・居宅介護支援・訪問介護）。2020 年他法人より小規模多機能型居宅介護およびグループホームの経営を引き継ぐ。2022 年 12 月法人内の小規模多機能型居宅介護を看護小規模多機能型居宅介護へ移行。

病院勤務時代に抱いていた疑問と自身の子育てや海外生活での気づきを基に起業。「Sharing Happiness（幸せの共有）」を理念に掲げ、社会のニーズにいち早く対応して変化し続ける実践について紹介します。

「株式会社SOERUTE」の概要

「株式会社 SOERUTE」は、2018年に訪問看護・居宅介護支援・訪問介護の3事業を開始しました。2020年、他法人より事業の運営を引き継ぐことになり、そこに新たに小規模多機能型居宅介護およびグループホームの事業が加わりました。

この経過の中で、訪問介護事業はスタッフの介護離職などが重なり、2021年12月に終了。2022 年 12 月に、医療依存度の高い利用者の在宅生活を可能な限り継続できる体制を確保することを目的に、小規模多機能型居宅介護を看護小規模多機能型居宅介護へと移行しました。現在は訪問看護・居宅介護支援・看護小規模多機能型居宅介護・グループホームの4事業を展開しています（**写真 1**072ページ）。

社内および社会との「幸せの共有」

●病院勤務時に芽生えた「在宅の現状を知りたい」という思い

私が病院に勤務していたころ、配属先の救命救急センターでは、さまざまな事情で全身状態が悪化し救急搬送される人たちを受け入れていました。その経験から、「在宅では変化する状況に合わせてどのように介護や医療サポートを行っているのか、その現状を知りたい」という気持ちが芽生えていました。また、中には家族関係や職場の人間関係などから自ら命を絶とうとする人もいました。そのような社会的背景を持つ人たちの心身の看護ケアをとおして、「偶発的にでも、家庭でそうした心理状態が生じる要因を知りたい」「そのような状況になる前に防ぐことができないか」という気持ちがありました。しかし、当時は自身が起業することは想定していませんでした。

病院での勤務は充実していましたが、夫の転勤のため退職し、オーストラリアに移住。オーストラリアでは専業主婦となり、幼い娘ととも

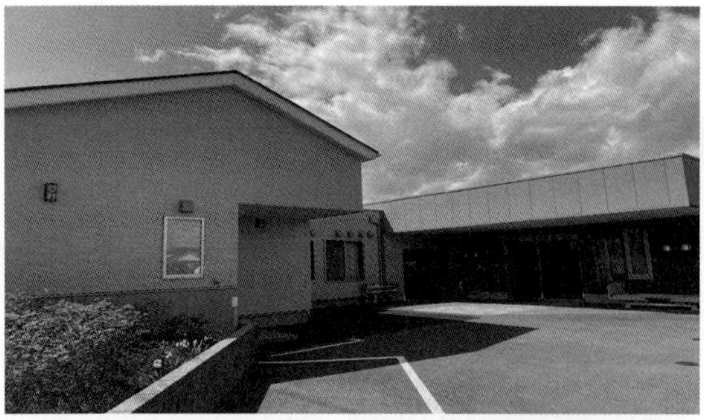

写真1　訪問看護・居宅介護支援・看護小規模多機能型居宅介護・グループホームの各事業所を有する施設の外観

に毎日を過ごしました。初めての子育てに不慣れな海外での生活が重なり余裕のない日々の中、娘とともに公園に足を運んだり、play group（教会で親子が集う自由参加の会）に参加したりしていました。そこで出会った他国の人たちの子育て観は、「親だからしっかりしなくちゃ」と緊張していた私の気持ちを和らげてくれました。「最初からうまくいかなくても大丈夫」「子どもだからできないことがあるのは仕方がない」「親も誰かに助けを求めていいんだよ」といった言葉を耳にすることで、ありのままの子どもや自分を受け止めることができるようになりました。

●助けてくれる人がいることで安心できる

オーストラリアから帰国後、知人の誘いで起業することになりました。事業内容は、訪問看護・居宅介護支援・訪問介護です。「起業なんて向いていないのではないか」という不安もありましたが、一方で、病院勤務時に抱いていた「この患者は在宅でどう過ごしていたのだろう」との問いにかかわる機会でもあったため、起業を決意。当時の私には、子育てや海外生活をとおして、周囲の人に援助を求めることや考えを行動に移すことに対する前向きな気持ちが芽生えていました。介護保険制度や医療保険制度などについては、活動しながら学んでいきました。

創業時、娘はまだ小さかったのですが、保育園で楽しそうに友だちと遊んだり、先生とかかわったりしている様子を見て、「安心して仕事に臨めるのは、さまざまな人たちに助けてもらっている相互作用のお陰だ」と感じました。仕事を続けながら主介護者の役割を担っている人も増えていることから、介護も同様だと感じました。「幸せ」を与えることに加えて「共有」「シェア」できることが、私たちの会社にも、今後の社会にも必要だと感じました。

そうした考えから、企業理念を「Sharing Happiness（幸せの共有）」としました。

その人の「行動や思考の習慣」にかかわる要因を探る

●起業時に考えていた2つの課題

起業時に課題として捉えていたことは、①病状マネジメントによる状態悪化予防と、②超高齢社会での医療や福祉の需要と供給のバランスの2点です。

「病状マネジメントによる状態悪化予防」を課題の1つに挙げたのは、救命救急センターに勤務していたときにたびたび経験した、在宅での心身の病状コントロール不良による全身状態悪化の例がきっかけです。医療の発達によって高度な治療を受けられる時代になりましたが、一方、治癒した後に健康障害を繰り返してしまうケースが散見されました。同じ治療法でもその後、状態悪化を繰り返すケースと、状態悪化を来さずに過ごせるケースでは、「疾患」「病状」以外の「生活」「行動や思考の習慣」にかかわる要因もあるのではないかと感じていました。健康維持に対する行動や思考の習慣には社会的背景も関係していると想定していましたが、在宅の現場でさまざまな要因が関連していることを肌で感じる必要があると考えました。

また、「超高齢社会での医療や福祉の需要と供給のバランス」については、超高齢社会において地域でどのように高齢者を支えていくべきか、限られた医療・福祉資源で健康段階に応じたサポートをどのように行えばよいのかに関心がありました。

●起業後、新たな視点から気づいたこと

起業後は、さまざまな社会問題を抱えた利用者に介入しました。その中で、起業前とは違った視点での気づきが多くありました。起業当時は、主に「問題」「課題」を探し出すことを重点に問題解決思考で物事を捉えていました。しかし、問題や課題と思われることの中にも肯定的要素がたくさんあることに気づきました。

在宅の場にかかわることで、利用者との会話から「人生の局面をなんとか乗り越えて生きてきた」という、その人の背景をよりいっそう強く感じました。当然ですが、誰しも体調を崩そうとして崩しているわけではないということです。終末期にある利用者と話していると、「人生のさまざまな局面で、そのときを生きることに必死だった」とよく聞きます。どの病期であっても、利用者が「できている」ことに視点を向けること、「生きがい」を尊重しながらより深くかかわること、その人が本来持っている力を心身の健康維持につながる方向にエンパワーメントすることが私たちの役割であることを、あらためて感じました。多様な利用者とのかかわりをとおして、彼らの心身の健康問題を引き起こす行動や思考の習慣は、さまざまな情報を模索する中で形成されていることに気づいたのです。同時に、あふれる情報の中で悩み、自身を持ちこたえるために模索したストレスコーピングが、逆に健康障害につながっている現実があることもわかりました。

●利用者をエンパワーメントする支援を

情報過多の社会では、自身に必要な情報の選択が困難になりがちで、「自分でどうにかしなくては」「ほかの人はできているのに自分はできていない」という気持ちで問題に立ち向かっている人が多いように思います。

私たちはメディアやSNSなどを通じて日々、多くの情報に触れています。いつでもどこでも食べ物や飲み物が手に入り、テクノロジーの発達により人とつながることも容易な時代だからこそ、「適切な選択をすること」がとても大切だと感じます。普段、なにげなく行っている「選択」の1つひとつが長期的な自身の心身の健康状態に関連することを意識しながら気分転換やストレスコーピングができるようサポートする、それが利用者をエンパワーメントする支援だと感じます。

時代が移り変わっても人間の体に必要な栄養・活動・休息は根本的には同じなため、これらのいずれかが過多または過少になると健康障害を引き起こす可能性があります。こうした知識の伝達と、ライフステージが変わっても置かれた環境で適性な軸を持ち続けられるように家庭・学校・企業で取り組める社会の実現を課題と捉え、その解決に向けて取り組んでいきたいと考えています。

近年、私たちの地域に限らず、独居の高齢者が増加しています。認知機能の低下により、自身が抱えていた問題が解消できずに時間が経過し、地域でトラブルが生じて初めて問題が顕在化することも多くあります。こうした状況に対し、当法人内の各サービスおよび地域の他職種の人たちと協働し、早期介入することでトラブルを防ぐ取り組みを行っています。

社会構造の変化やニーズに対応した事業形態の整備

当社では、4つの柱である訪問看護・居宅介護支援・看護小規模多機能型居宅介護・グループホームの運営において、管理者同士が連携しています。

前述のとおり、2022年12月、当社は小規模多機能型居宅介護を看護小規模多機能型居宅介護へと移行しました。その理由は小規模多機能型居宅介護の利用者の医療依存度が上昇傾向にあることに加え、訪問看護でかかわっている利用者にもターミナルをはじめとした医療サポートを必要とする人が増加したことです。

さらに、地域によって度合いは異なると思いますが、超高齢社会においては訪問介護サービスの需要と供給のアンバランスが生じがちなことから、日中の介護サービスの利用が困難になりやすい状況がありました。社会構造の変化やニーズを意識しながら「住み慣れた自宅で過ごしたい」という利用者・家族のニーズを可能な限り支援したいと考えます。

スタッフ教育で大切にしていること

事業ごとに特徴はあるものの、在宅療養支援を中心とする当社において共通して大切にしていることがあります。それは、「コミュニケーション」「想像力」「柔軟性」「勤勉性」です。私たちはさまざまな価値観や信念を持つ利用者の生活や療養をサポートするため、「普通」「当たり前」という捉え方によって利用者への理解が不十分になることを回避する必要があります。また、私たちは、訪問診療、居宅介護支援、訪問による薬剤管理、訪問介護、医療機関の入退院支援などに関連する多様な職種の人たちとかかわります。利用者へのケアおよび他職種連携においては、スタッフ個人および事業所全体のフレームを大切にしつつ、利用者・家族の立場や役割、他職種の人たちが有する専門領域の知識・技術等を尊重する姿勢が必須です。

スタッフの知識・技術の補強や再学習については、eラーニングの採用、同行訪問、振り返りを実施しています。訪問時は家族がケアに立ち会うことも多いため、特に医療依存度の高い利用者へのケアにおいては、実践する前にスタッフの知識や技術を確認しています。教育においては、指導をする側・受ける側ともに不安やストレスが生じやすいことから、教育は限られたメンバーに任せるのではなく、事業所全体でフォローする体制としています。

サービスの質に直結するスタッフの働きやすさを重視

●スタッフが働きやすい業務環境の整備

当社では、各事業所がそれぞれの管理者の下で日々のオペレーションを展開するとともに、定期的に法人全体でスタッフミーティングを行っています（**写真2**）。

各事業所では、朝のミーティングを通じたケアや業務の情報共有、およびスタッフ間のコミュニケーションに加えて、マニュアルの適切な運用を大切にしています。

マニュアルに関しては、既存の方法に固執せず、変化に応じて対策を改善していく姿勢が求められると感じます。ただマニュアルを熟読したり、知識・業務に習熟するだけでなく、スタッフの強みを発揮し、より安全で質の高いケアを生み出すためのコミュニケーションが重要です。よりよい安全対策や業務改善のアイデアはス

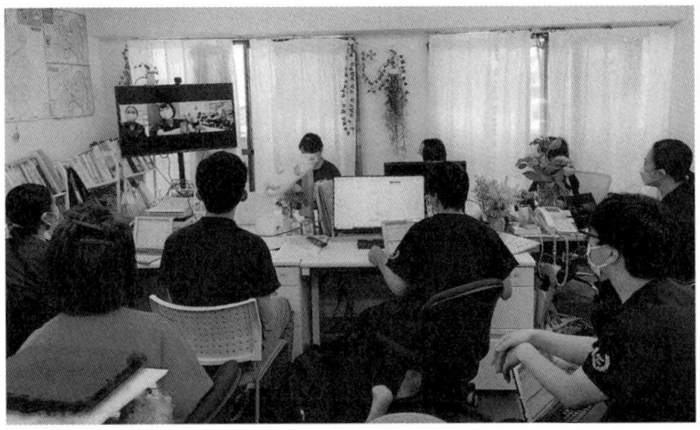

写真 2　スタッフミーティングの様子

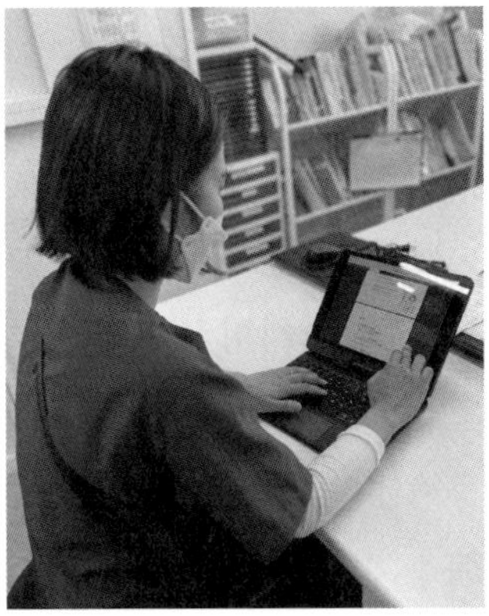

写真 3
キーボード付きiPadを用いて作業するスタッフ

タッフ間のコミュニケーションから生まれることも多いため、管理者のみが発案するのではなく、1人ひとりの発信を重視しています。

なお、訪問看護にはリーダー制を取り入れています。それにより、管理者や主任の立場から業務がどう見えるかについてスタッフとの情報共有がはかられるとともに、全スタッフにシフトや新規利用者への対応調整にかかわる業務および自身の役割への理解が促され、雇用形態にかかわらずチーム内での助け合いができています。

さらに、スタッフの働きやすさもサービスの質に直結すると考えます。スタッフの生活が安心・安全に営まれることは仕事への意欲を維持し、離職予防にもつながります。情報の共有は大切ですが、時間がかかり残業が生じやすいことから、全社共通の情報共有ツールを活用してそれを容易にしています。加えて、移動時間を削減するためにキーボード付きiPad（**写真3**）や携帯電話を貸与し、どこからでも記録・情報共有・連携ができるように業務環境を整えています。

●ライフイベントと両立できる体制の確保

訪問看護、居宅介護支援、看護小規模多機能型居宅介護には子育て世代のスタッフが多く在籍しています。子どもの急な体調不良で休んでも役割を交替できるような体制の確保を心がけています。訪問看護の場合、勤務交替が生じたとしても、できるだけ通常のサービスを提供できるよう、時間の余裕があれば私が現場に同行して利用者へあいさつするとともに、自宅環境を確認し、急な勤務交替やオンコール対応に備えています。

私が看護小規模多機能型居宅介護への移行を決心したもう1つの理由として、看護師が出産・育児などのライフイベントを迎えても働き続けられるようにすることがありました。私たちの地域では主に自動車で訪問しますが、妊娠中の運転は心身の負担を高めます。そのため、内勤を設けることでライフイベントと向き合いながら勤務を継続できる体制を整備しました。復職後は、多くのスタッフが訪問看護または看護小規模多機能居宅介護での勤務を再開できています。企業として、スタッフが生活も含めた自己実現を果たせるようニーズに合わせて変化し続けていきたいと考えています。

アントレプレナーシップは特別なことではない

●時代に合わせた職場環境の改善

世界に衝撃を与えたCOVID-19の感染拡大は、かつては想像もできない出来事でした。当社にとっても衝撃であったとともに、挑戦と学びの機会にもなりました。COVID-19 が流行し始めたころは対応の指針や根拠も流動的で事業所判断が認められていたため、スタッフ自身の感染対策を行いながら既存の利用者が陽性になった場合を想定して対策を講じました。

当社においては、自治体の感染症在宅療養患者等支援事業への参加と、地域のクリニックと協働することで感染が拡大することなく、医療処置（点滴）を伴う療養サポートを完遂することができました。振り返ると、予測のできない事象への対応が世の中全体に求められた数年間であったと思います。

わが国は少子高齢社会となり、2025年・2040年問題が注目されています。医療や介護領域におけるテクノロジーとの共存が推進される中で、その発展に期待しつつ、引き続き「人とのふれあい」を大切にしながらかかわっていきたいです。

今後の人口動態からも、企業としてはスタッフのライフイベントの実現やライフステージにおける課題に合わせた働き方を支援する体制が必須であると感じています。それぞれの働き方を尊重する組織風土を醸成するとともに、役割の代替や補完の必要性が高まることから、継続的な知識・技術の獲得などといった人材育成が課題になるでしょう。ある程度は法人内で推進できたとしても、特に医療職は技術の習得が必要であることから、事業所内のみでの育成は困難になることが想定されます。

また、介護職員の高齢化、需要と供給のアンバランスが明らかになっており、こうした状況への対応力も求められます。

●「Sharing Happiness」の循環をつくり出す

このような時代を生きる上で、いかにして企業がVUCA（Volatility〈変動性〉・Uncertainty〈不確実性〉・Complexity〈複雑性〉・Ambiguity〈曖昧性〉）に向き合い、ともに歩むスタッフと絆を維持しながら乗り越えていけるかが大切になると感じています。そのためにも、まずはスタッフが安心して業務に従事できるよう、社会の最小単位である「家族」が健全に機能すること、ライフイベントを乗り越えられるように企業が支援することが課題ではないでしょうか。

その上で、個の集合体である「企業」「集団」が連携していく。家族機能の維持および企業役割の遂行に当たって、社会全体で役割を「シェア」できることも重要であると考えます。社会全体が「Sharing Happiness」の循環をつくり出せるように、変化する社会課題に対して企業役割を追求していきたいと考えます。

最後になりますが、私のような「起業を想定していなかった人による起業」も今後必要であると感じます。私は、起業を通じて行動することで、自身が感じる社会課題に対して直接かかわることができると実感しました。仮に起業前に崇高な信念が明確でなくても、動き始めるとともに感じられ、見えてくる風景があると思います。私自身、まだその山を登っている途中ですが、動き始めることで内在していた信念が見えてきたり、直面する社会課題への当事者意識が醸成されたりするように思います。

アントレプレナーシップは必ずしも特別なことではなく、誰もがその可能性を秘めているのではないでしょうか。

●株式会社 SOERUTE
〒215-0003
神奈川県川崎市麻生区高石 4-16-21
ライオンズマンション百合ヶ丘 607 号室
TEL 044-819-5220
https://soerute.co.jp

〈実践 6〉株式会社 FOOTAGE

フラットな組織形態で独立支援
社会課題の最速解決を最優先に

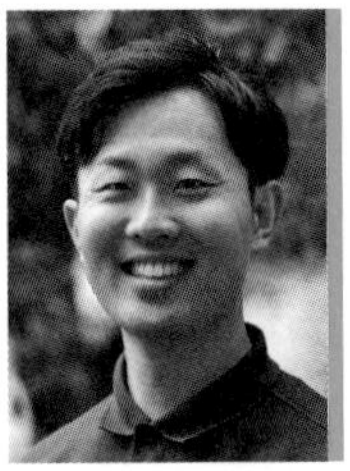

株式会社 FOOTAGE　代表取締役
看護師
大串 優太
（おおぐし ゆうた）

2014 年に看護師とし病院に入職。2015 年より介護福祉事業会社にてマネジャーとして不採算事業の立て直しやチームマネジメント、新規事業に携わる。2018 年に独立し訪問看護サービスを創業、翌年「Footage 訪問看護ステーション」を開設、現在に至る。

本稿では、トップダウンではなく、できるだけフラットな組織形態を採ることで社員の自発的な成長を促すマネジメントを訪問看護事業で実現している例を紹介します。積極的な独立支援により、志を同じくする仲間とスピーディな拠点化が期待できる点が特長です。

現場を尊重した階層のない組織で訪問看護事業をスタート

私が代表を務める「株式会社 FOOTAGE」は2019年1月より訪問看護事業を開始し、2023年6月現在で名古屋・関西エリアに7ヵ所のステーションを展開しています。

私は看護専門学校卒業後、看護師としてがん専門病院で1年間、マネジャーとして介護事業会社で3年間、勤務しました。これらの場で職員がマネジャーに抑圧されて働く様子を目の当たりにし、「職員が仕事をする意義を感じながら、主体的に働ける環境をつくりたい」と思いました。これが当社を設立し、ティール組織として運営している動機です。ティール組織とは、簡単に言えば、階層のないフラットな組織のことです。トップダウン型の指示命令系統を有する従来型の階層型組織と異なり、ティール組織には権力が集中するリーダーはいません。目的が全員に共有されているため、社員は主体的に意思決定して行動することができます。それが承認されることで、1人ひとりが成長していく組織形態です。

当社は現在、訪問看護事業を主軸に据えて運営していますが、当初は重症心身障がい児への放課後等デイサービスまたは療養型通所介護にて起業する予定でした。しかし、大型の初期投資に必要な融資が受けられずに断念しています。

そうした状況の中で訪問看護の存在を知り、在宅医療推進における意義や現状を調べ、社会的意義や私たちが大切にしている価値観との整合性から、訪問看護事業の開始を決定しました。

当社の“柱”となる３つの事業部

当社は「在宅支援事業部」「自立支援事業部」「ヘルステック事業部」の３つの事業部で構成されています（図 1078ページ）。いずれもティール組織として運営しており、これを「広域マネジメン

当社における３つの事業部　図１

●在宅支援事業部
主軸である訪問看護事業を行う。今後は看護小規模多機能・地域包括ケア病床の運営を開始予定

●自立支援事業部
在宅支援事業部に在籍していたセラピストによる組織（2023年１月より）。今後、訪問リハビリテーションや自立支援型就労支援事業・自立支援型デイサービス事業などを展開予定

●ヘルステック事業部
2022年９月に設立した「株式会社じょいなす」を通じ、医療従事者の僻地への移住・定住を支援するプラットフォームサービス

ト部門」（マネジメント専業部門）と「サービス提供支援部門」（教育・業務プロセス・広報などに対して責任を負う部門）から成る機能別チームがサポートしています。この体制により、機能別チームにナレッジが蓄積し、社会的意義の実現に向けて各事業部やグループ企業を効果的に支援することができます。当社は、訪問看護などの利用者と直接かかわる部門を「プロフェッショナル領域」と定義しています。このプロフェッショナル領域の社員が、仕事に対して有意義かつ主体的に活動できるように支援するのが機能別チームです。機能別チームは事業に直接的に利益をもたらす部門ではありませんが、だからこそ、役割が生み出す成果に対する責任をより厳しく評価しています。

広域マネジメント部門とサービス提供支援部門の役割

ここで、前述の「広域マネジメント部門」と「サービス提供支援部門」について説明します。

広域マネジメント部門は、未来志向部門としてリーダーシップを発揮しながら、社内資源の調整、社外の人たちとのやりとりや連携、調整などにおいてプロフェッショナル領域を支援する役割を担っており、私も所属しています。売上高成長率や営業利益率などに対して責任を負います。

一方、サービス提供支援部門は、教育をはじめとした社内のクオリティマネジメントを支援する部門で、各担当者が、自身のパフォーマンスに関連する指標に対して責任を負います。例えば、教育責任者であればキャリアラダーに基づく社員の成長度・満足度・定着率などを、広報担当者であれば採用応募者数・採用単価・ホームページのアクセス数などを成果指標として用いています。

機能別チームはこうした指標に紐づいた事象を分析して施策を打ち、社内プロセスの改善を担っています。

採用は現場全員の合意が必要

●採用において重視していること

サービス提供支援部門には採用活動を担う広報チームもあり、私はここにも所属しています。

広報チームは、「訪問看護界にとって、かつ当社にとってよい採用とは？」を常に意識して活動しています。その結果、「病院等に勝るとも劣らない就業環境を構築し、訪問看護の魅力を伝えていくこと」が、当社のなすべきこととして浮かび上がってきました。これは、中長期的な目標として、病院やクリニックに勤務している若手職員を訪問看護に呼び込み、2040年問題を乗り越えられるだけの就労人口を確保することをめざしているからです。

そこで、当社のウェブサイトやSNS・求人広告などでは、訪問看護から訪問看護へ転職す

る人ではなく、訪問看護に初めて転職する人へ積極的に呼びかけています。就労後の生活や仕事のイメージ、将来のキャリアが想像できるようにわかりやすく記載し、若手社員の写真やイラストなどを効果的に活用することで、訪問看護界に転職するハードルを下げる見せ方を心がけています（**写真**）。その甲斐あって、当社では、訪問看護未経験で病院から訪問看護ステーションへ初めて転職した社員が9割を占めています。年間の応募者数は100人を超える状況です。

●採用プロセス

採用プロセスでは、ミスマッチを起こさないことを最優先課題と考えています。

そこで、応募者の採用の可否は、広報チームの採用担当者ではなく、ともに働く予定の部門の社員が面接に参加して決定する段取りにしています。こうすることで、当該部門の教育担当者は、当事者意識を持って採用にかかわることができ、また、現場が欲しい人材と違う、というような採用のミスマッチを防ぐことが可能になります。

実際の面接では、応募者に同意を得た上で、ビデオやテキストで面接の様子を記録します。それを当日の面接に同席できなかった社員と共有し、社員の中で誰か1人でも反対する人がいれば採用は見送ります。一緒に働く全員が納得した採用でなければ、チームの一員として責任を持って迎え入れることができないからです。とはいえ、ミスマッチは採用プロセスだけが原因で生じるものではありません。新入社員が社内の教育・業務プロセスに円滑に順応できるかどうか、そもそも各プロセスが適切なのかなど、複数の問題が関連しています。そこで当社では、採用後のミスマッチ改善に教育チームと業務改善チームが携わる体制としています。

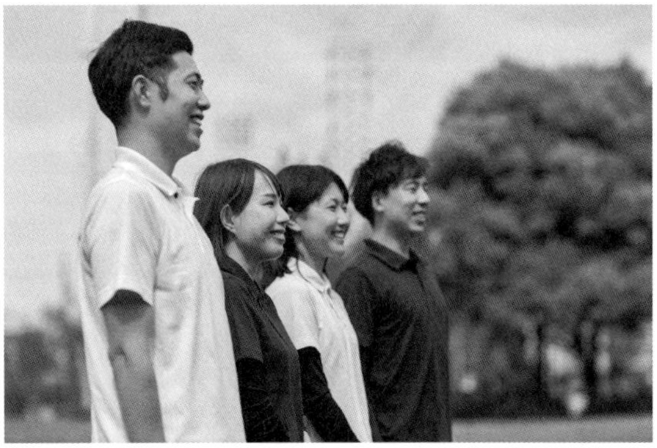

写真　訪問看護という仕事へのポジティブなイメージをウェブなどを通して積極的に発信

新入社員が一人前になるまで

●新入社員の教育

社員の教育には、キャリアラダー（以下：ラダー）を活用しています（**図2**）080-081ページ。入社後1カ月間は研修期間です。2週間の集合研修と2週間の大規模ステーションでの研修に参加し、訪問看護に必要な知識や社内制度などを学びます。さらに、大規模ステーションの業務プロセスを見ることで当社のクオリティマネジメントの考え方と実践を理解し、同僚との人間関係を築いていきます。

1カ月間の研修期間が終了すると、配属先のステーションへ分かれ、同行訪問と看護技術チェックリストを基軸とした新入社員ラダーに6カ月間取り組みます。こうして、一人前の訪問看護師として自立していくのです。この際、入社後3カ月目までは、フォローアップ研修として、同僚と月に何度か集まって雑談する機会を提供し、職場に徐々に馴染んでいけるように配慮しています。こうして新入社員の教育が終了すると、継続教育へ移行します。

当社のキャリアラダー

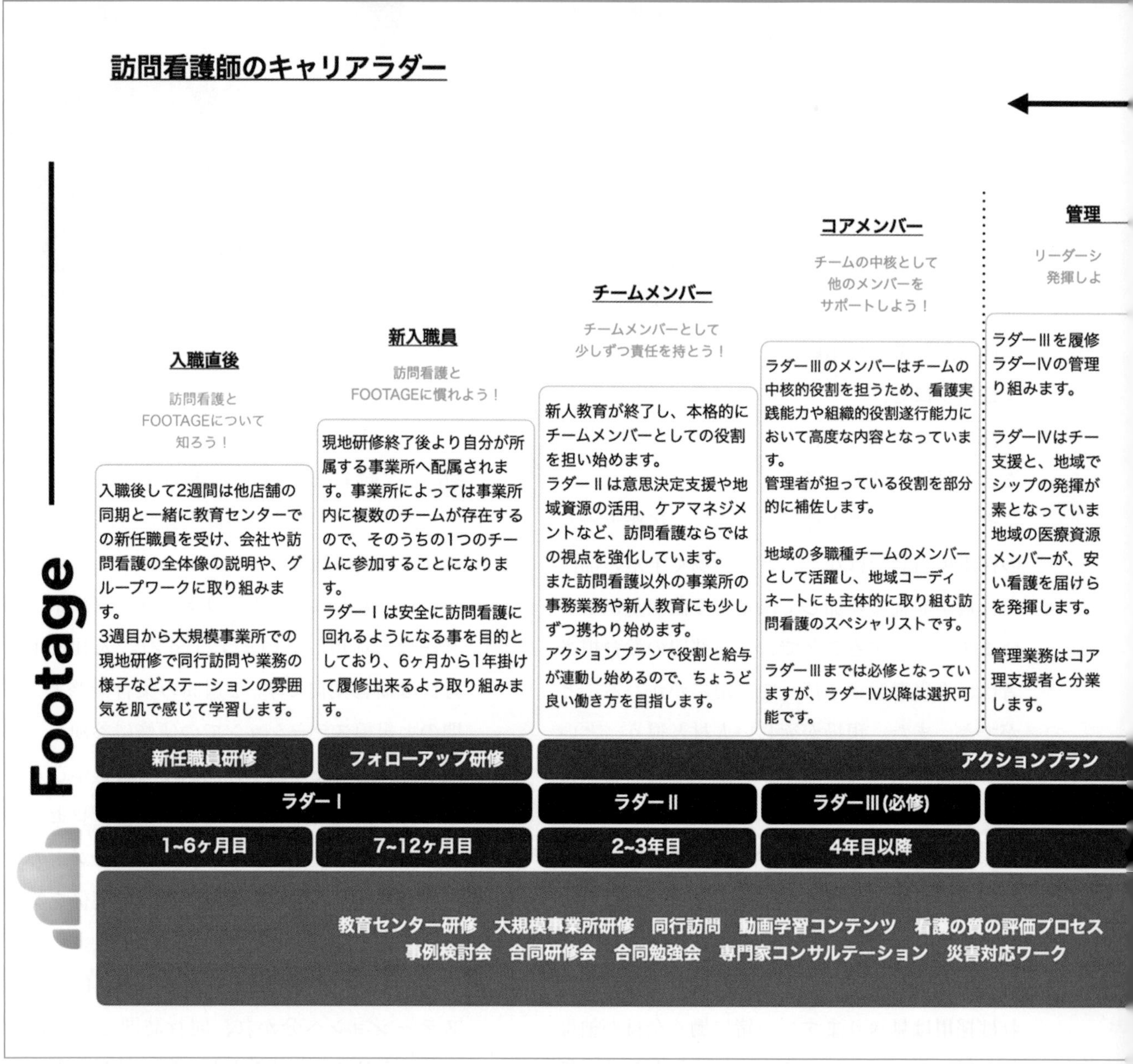

訪問看護師のキャリアラダー
Footage
入職直後
訪問看護と
FOOTAGEについて
知ろう！
入職後して2週間は他店舗の同期と一緒に教育センターでの新任職員を受け、会社や訪問看護の全体像の説明や、グループワークに取り組みます。
3週目から大規模事業所での現地研修で同行訪問や業務の様子などステーションの雰囲気を肌で感じて学習します。
新入職員
訪問看護と
FOOTAGEに慣れよう！
現地研修終了後より自分が所属する事業所へ配属されます。事業所によっては事業所内に複数のチームが存在するので、そのうちの1つのチームに参加することになります。
ラダーⅠは安全に訪問看護に回れるようになる事を目的としており、6ヶ月から1年掛けて履修出来るよう取り組みます。
チームメンバー
チームメンバーとして
少しずつ責任を持とう！
新人教育が終了し、本格的にチームメンバーとしての役割を担い始めます。
ラダーⅡは意思決定支援や地域資源の活用、ケアマネジメントなど、訪問看護ならではの視点を強化しています。
また訪問看護以外の事業所の事務業務や新人教育にも少しずつ携わり始めます。
アクションプランで役割と給与が連動し始めるので、ちょうど良い働き方を目指します。
コアメンバー
チームの中核として
他のメンバーを
サポートしよう！
ラダーⅢのメンバーはチームの中核的役割を担うため、看護実践能力や組織的役割遂行能力において高度な内容となっています。
管理者が担っている役割を部分的に補佐します。
地域の多職種チームのメンバーとして活躍し、地域コーディネートにも主体的に取り組む訪問看護のスペシャリストです。
ラダーⅢまでは必修となっていますが、ラダーⅣ以降は選択可能です。
管理
リーダーシ
発揮しよ
ラダーⅢを履修
ラダーⅣの管理
り組みます。
ラダーⅣはチー
支援と、地域で
シップの発揮が
素となっていま
地域の医療資源
メンバーが、安
い看護を届けら
を発揮します。
管理業務はコア
理支援者と分業
します。
新任職員研修
フォローアップ研修
アクションプラン
ラダーⅠ
ラダーⅡ
ラダーⅢ(必修)
1~6ヶ月目
7~12ヶ月目
2~3年目
4年目以降
教育センター研修　大規模事業所研修　同行訪問　動画学習コンテンツ　看護の質の評価プロセス
事例検討会　合同研修会　合同勉強会　専門家コンサルテーション　災害対応ワーク

●継続教育

継続教育では、全社員が訪問看護のプロフェッショナルをめざす環境を提供しています。

具体的には、訪問看護師としての能力を「看護実践能力」「組織的役割遂行能力」「自己調整能力」の3つに区分し、ラダーⅠ～Ⅴの5段階評価で判定します。訪問看護のプロフェッショナルと定義するラダーⅢまでは必修とし、社員は3～5年程度かけて達成をめざします。ラダーⅣ以降は、ジェネラリスト・スペシャリスト・マネジャーのいずれに進みたいかを自分で選べるシステム（自己選択制）とし、それぞれに評価基準を設けています。ラダーに関連する知識やスキルは、動画コンテンツや事例検討会、実

図2

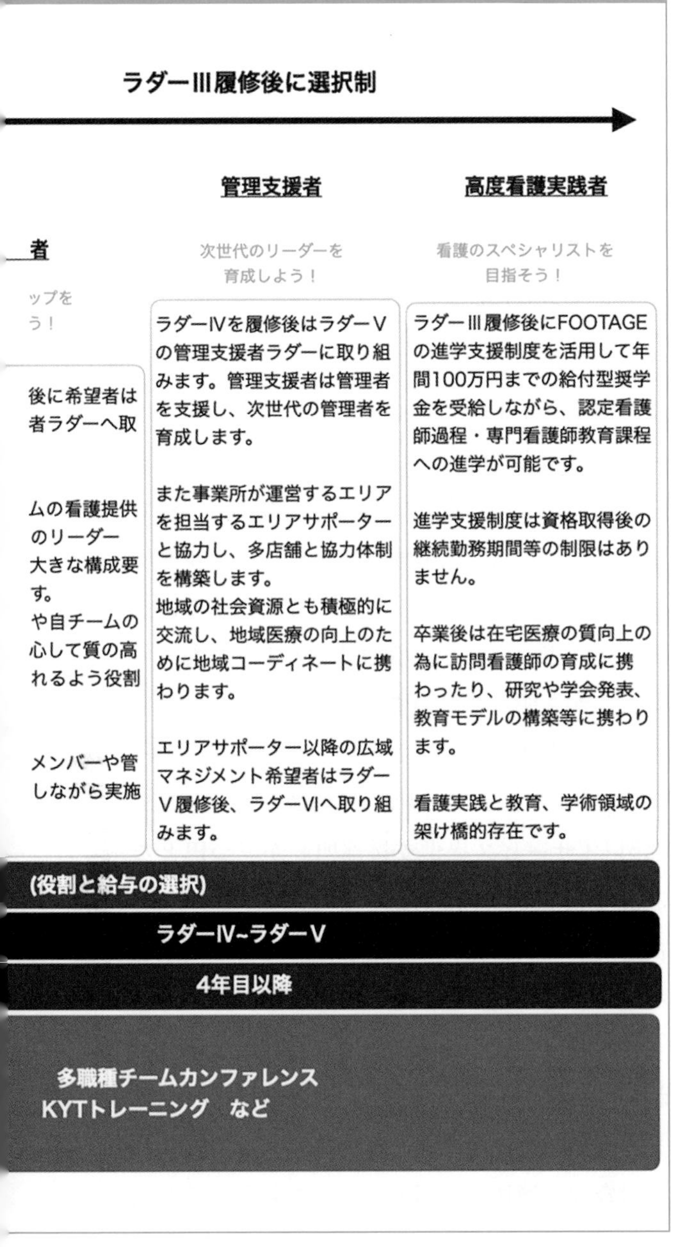

ラダーⅢ履修後に選択制
管理支援者
高度看護実践者
者
次世代のリーダーを育成しよう！
看護のスペシャリストを目指そう！
ップを
う！
後に希望者は
者ラダーへ取
ムの看護提供
のリーダー
大きな構成要
す。
や自チームの
心して質の高
れるよう役割
メンバーや管
しながら実施
ラダーⅣを履修後はラダーⅤの管理支援者ラダーに取り組みます。管理支援者は管理者を支援し、次世代の管理者を育成します。
また事業所が運営するエリアを担当するエリアサポーターと協力し、多店舗と協力体制を構築します。
地域の社会資源とも積極的に交流し、地域医療の向上のために地域コーディネートに携わります。
エリアサポーター以降の広域マネジメント希望者はラダーⅤ履修後、ラダーⅥへ取り組みます。
ラダーⅢ履修後にFOOTAGEの進学支援制度を活用して年間100万円までの給付型奨学金を受給しながら、認定看護師過程・専門看護師教育課程への進学が可能です。
進学支援制度は資格取得後の継続勤務期間等の制限はありません。
卒業後は在宅医療の質向上の為に訪問看護師の育成に携わったり、研究や学会発表、教育モデルの構築等に携わります。
看護実践と教育、学術領域の架け橋的存在です。
(役割と給与の選択)
ラダーⅣ~ラダーⅤ
4年目以降
多職種チームカンファレンス
KYTトレーニング　など

践をとおして身につけ、上位ラダーホルダーに評価してもらうことで、訪問看護師としてキャリアアップしていく仕組みです。

高度看護実践者を志す人に対しては、学費や生活費の負担感を軽減するための進学支援制度を設けており、1人当たり年間100万円の給付型奨学金を支給しています。

効率的なキャリアアップと質向上に向けた業務改善

社員が現場で長く活躍するには、教育システムの構築・運営だけでは難しく、業務プロセスの改善も重要です。

そこで、当社ではBPR（Business Process Reengineering：現場目線での業務プロセス改善）にも注力しています。具体的には、現場の社員へのアンケートや聞き取り調査、外部の専門家の客観的分析を踏まえた上で、社員が成長に伴って担う業務内容や業務プロセスが適切かどうかを随時、評価し改善しています。

業務の中で負担なく教育に投じる時間を確保できているか、能力に見合った仕事を担うことができているか、効率的な業務プロセスかどうか、質の評価は適切か。こうした角度からの課題発掘と改善がBPRです。

これらの業務効率化や負担軽減策を実施しながら、意志の力や資質の差、個別の事情などによる「個人的に頑張れるかどうか」の違いが過剰に重要視されることなく、それぞれの意欲に応じたキャリアアップをめざせる環境を提供することが、組織の持続的な発展につながると考えています。訪問看護のプロフェッショナルをめざしながらも、個々人にとってちょうどよい働き方を提供できるようにしているわけです。

業務効率化については、「効率化により業務量が減ると質が下がる」と思われることもあるのですが、効率化のために質をあきらめるわけではありません。むしろ逆で、質を担保するためには業務効率化を進めなければならないのです。それにより、利用者のケアに関するチームカンファレンスや事例検討会、専門家を巻き込んだコンサルテーションの時間を確保したり、業務プロセスの中に質の評価を組み込んだりする余地が生まれるのです。

当社では、OASIS[*1]やオマハシステム[*2]、VENUS[*3]のようなアウトカム指標を用いた質の評価は、あえて実施していません。なぜなら、今後、訪問看護において求められるアウトカムが、どの指標に集約していくのか、先行きが不透明だからです。したがって、当社では介護サービス事業者自己評価、ユーザー評価指標による事業評価、QOL-HC（QOL for patients receiving home-based mcdial care）[*4]を活用した利用者・医療者側の主観評価の可視化などを併用し、ケアの質を測定しています。

また、当社の就業時間は9時から18時ですが、16時半からは原則、訪問予定を入れずにFootageTimeというチームカンファレンスの時間としています。ここで、利用者のケアについての情報共有や振り返りをはじめとしたチーム看護のPDCAサイクルを回しています。

フラットな組織を維持する工夫

当社の社内体制や訪問看護事業の概要は以上となりますが、経営体制を維持していくにあたって配慮していることも述べたいと思います。

前述のように、当社はティール組織と呼ばれる組織形態を採っており、社会的意義の実現のために上下関係のない土壌で、協力し合って業務を遂行することを求めています。さらに、利用者利益を追求するためにも、社員が生き生きと働ける職場であり続けられるように気をつけています。

ティール組織では、上下関係に基づく指示命令を極力避け、話し合う時間を確保するため、トップダウン型の組織と比較して意思決定に時間を要します。したがって、できる限り課題が顕在化する前に問題を予測し、先回りして問題提起し、透明性の高い意思決定が行えるように意思決定ガイドラインを運用しています。

このガイドラインでは、社員は心理的に安全な方法で建設的な問題提起が可能なこと、決定までのプロセスを共有すべきステークホルダー（利害関係者）を明確にすること、加えて、意思決定に用いられる価値観はどのようなものであるのかを明示しています。

また、構造的にトップダウンとならないよう、「プロフェッショナル領域」「広域マネジメント部門」「サービス提供支援部門」が三つ巴となるような権力の牽制構造をとり、マネジャーや機能別チームに任期を設け、求められる成果を明確にするなどの工夫もしています。

権力とは金・情報・権限とも言われます。これらの資源が1つの部門や責任者に集中してしまう事態を避け、業務を適切に行うためにこれらの資源を適切に活用すべき人たちが障壁を感じることなくアクセスできるようにしています。

こうした組織形態としている理由は、マネジャー層が考える経営的な合理性のみに基づいて組織を運営するよりも、全社員の集合知による意思決定に基づいて運営したほうが、組織が認知できる物事の範囲が広がるからです。その結果、より意義のある生産的な事業展開が可能になると考えています。

＊1　利用者の状態像の変化を指標とし、そこで提供されている訪問看護の質を評価する

＊2　本号p.64参照

＊3　長期的にケアを受けている高齢者への、ケアのアウトカム・プロセス評価指標（開発中）

＊4　在宅医療を受けている利用者のQOL評価

今後の展望

当社は今後、生きがいの創造と在宅医療の費用対効果の向上を目的とする「在宅支援事業部」、生きがいと生活の幅を広げる「自立支援事業部」、テクノロジーの利活用によって、医療従事者の僻地への移住促進と、上記2事業を後押しする「ヘルステック事業部」が、互いのシナジーをいっそう高めるような事業展開をしていきたいと考えます。そうすれば、グループ企業や他法人、官学との連携も盛んにでき、日本がより元気になっていくことに貢献できると思うからです。

そのために、私はティール組織の土壌が必要であると考えます。直接部門としてプロフェッショナル領域に属する自律性の高い小規模チーム（ステーション）が点在し、小規模チームが集まってエリアや事業部を成すことで上下関係を排除した運営ができるのです。

こうして蓄積したマネジメント上のノウハウやナレッジは、訪問看護事業以外でも活用することができます。今後、他事業を展開する際に、既存の枠に捉われない新たな解決手法を組織にどう埋め込むのか、そのための財務体制や意思決定プロセスをはじめとした強固なコーポレートガバナンスをどう実装するのか。私は、このような長期的視点に基づいた組織開発に面白みを感じています。

訪問看護のアントレプレナーシップとは

本稿のテーマに立ち返ると、課題設定型、つまり理想の社会と現在の社会とのギャップを自ら課題として見出し取り組むリーダーシップこそ、訪問看護のアントレプレナーシップの本質だと考えます。課題設定型のリーダーシップとは、既存の社会システムの中で発生している、もしくは発生し得ると考えられる事象に対して、社会としてどういった理想に向かって進むのかを決定し、賛同者を集めて課題解決に当たっていく姿勢のことです。

訪問看護をはじめとした在宅医療および福祉・介護のインフラ構築に携わる以上、自分たちの事業が社会にどのような影響を及ぼすのか、その上でどのような社会をめざすのかという根幹を想定しながら事業を展開する必要があります。それがなければ、公的保険事業に求められる倫理観が欠如し、企業の価値観が極端に利益に傾いたり、社員や関連事業者をはじめとしたステークホルダーからの社会的批判を招く等、事業の継続性そのものが危ぶまれる恐れがあります。さらに、私たちの孫子の代まで質の高い在宅医療をどのように提供するのか、どういったアウトカム指標に基づきサービスの質を評価するのか、次世代を担うトップマネジャーをどう育成するのかなど、問うべきことは枚挙に暇がありません。

アントレプレナーシップというと、属人的かつ特定の属性を持った個人が担うものと考えられがちですが、それに期待するのではなく、“組織的なアントレプレナーシップ”の実装こそ社会課題解決の糸口だと考えます。当社としても、いずれはそれを実現できる日が来ると信じています。

ちなみに、アントレプレナーシップを語るのならば、いざ起業しようと思った際に採り得る選択肢についても議論しなければなりません。社内ベンチャーや子会社としての起業であれば、資本は会社が持つためローリスクでチャレンジ可能ですが、自身で起業する場合、開業資金を自己資金と銀行等からの借入金で調達する必要があります。私が起業したときは銀行から個人保証を求められ、連帯保証人になりました。連帯保証人とは、会社が借入金を返済できない場合に、社長個人である私が代わりに返済するという個人保証です。銀行に借入金がある限り、私個人にも同額の借入金があることと同じであり、精神的にも大きな負担となります。ただし、近年は金融庁のガイドラインで個人保証をなくす動きがあります。また、日本政策金融公庫では個人保証のない融資制度があるので、それを検討するのも1つの方法でしょう。

当社では、訪問看護事業で独立開業する社員に対して、ロイヤリティを支払ってもらう代わりに無担保無保証での開業融資を行っています。地元に戻ってUターン起業などをしたい社員がチャレンジしやすいような環境をつくっているのです。例えば、訪問看護のフランチャイズ・協力店として独立した場合、ロイヤリティを支払う一方、融資支援、税務や法務など会社経営全般の支援、教育や業務プロセスなどの運営支援を包括的に受けられるようになっています。なお、フランチャイズにおいては、当社は初期費用を受け取らず、ロイヤリティとして売上高の3%または月額10万円のどちらか高いほうを支払ってもらうこととしており、低廉な費用でのフランチャイズ展開を支援しています。

また、本稿執筆時点では実働していませんが、「恩返し・チャレンジ制度」の運用を検討しています。訪問看護以外で社会課題を解決する領域で起業したい社員に出資する制度ですが、最初の費用は当社売上高の1%を拠出したいと考えています。この出資を受けた社員は、次の挑戦者のために自社の売上高の1%を共通の基金の口座へ入金します。こうして、職場の仲間がチャレンジしやすい好循環が生まれてほしいと思います。

当社では、“組織的なアントレプレナーシップ”の実現に向けて苦戦している最中ですが、社会的意義のある事業に挑戦しやすく、仕事に真っすぐに向き合える環境をつくるために活動しています。さまざまなアントレプレナーが、投資マネーを呼び込むためにESG（Environment：環境、Social：社会、Governance：ガバナンス／企業統治）・CSR（Corporate Social Responsibility）活動を謳うような表面的なものに終わることなく、本心から次の世代のために何ができるのかを考え、実行まで責任を持つような活動であってほしいと願っています。

●株式会社 FOOTAGE
〒464-0842
愛知県名古屋市千種区桐林町 2-68
TEL 052-734-3980
https://footage.nagoya

〈実践 7〉 プラチナ看護株式会社

コロナ禍であえて事業を充実化
意欲ある若手が集まる事業所ネットワークへ

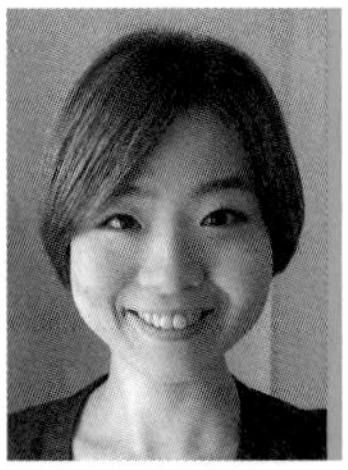

プラチナ看護株式会社 代表取締役
看護師／保健師
坂本 諒
（さかもと りょう）

北海道医療大学卒業後、市立札幌病院に 3 年間勤務。その後、都内の訪問看護ステーションでの勤務を経て、2019 年 6 月に 27 歳でプラチナ看護株式会社を設立、同年 11 月より「訪問看護のビジナ」を運営。現在は東京・札幌・大阪エリアで訪問看護事業を展開している。また経営の傍ら、一般メディア向けの記事や論文（英語）の執筆も積極的に行っている。

学生時代に抱いた社会課題解決への思いを胸に、高齢者の在宅医療の需要増に合わせて訪問看護で起業した例を紹介します。オンラインを介したチームメンバー同士の連携やタレントマネジメントを軸とした人材育成、コロナ禍であえて積極的に訪問看護サービス事業を展開したことが、会社の成長を後押ししています。

会社の概要

「プラチナ看護株式会社」が運営する「訪問看護のビジナ」（以下：ビジナ）は、利用者の望む生活を実現するための訪問看護サービスを提供しています。また、タレントマネジメント*により、スタッフ全員が持てる力を十分に発揮できる環境を整え、現在は東京・札幌・大阪エリアで事業を展開しています。

スタッフの働き方としては、勤労学生や兼業で働く人など、多様な働き方をサポートするため、週3日から常勤としての勤務を可能としています。ビジナの評価制度は、年功序列ではなく実力主義であり、若手の頑張りも評価しています。そのほか、研究活動と英語論文の執筆にも力を入れており、意識の高い若手スタッフが集まっています。

「何か商売を」の独立気質と社会課題にかかわりたい思い

私が当社を設立し、ビジナの運営を始めた目的は、時勢を捉えた社会課題を解決するための事業を展開することに加え、やる気のある自律した賢い若手スタッフが責任を持って自由に働き、対価もしっかり受け取れる環境をつくることでした。私は、利用者にはもちろん、スタッフにも理想の生活を実現してもらいたいと思っています。スタッフには、プライベートも大切にしながら、職業人としての自己実現を追求してほしいと考えています。

また、私の個人的な背景として、代々女性商売人の家系であったため、幼少期から法人設立に興味がありました。加えて、新聞記者の父の影響で新聞に触れる機会が多かったことから、さまざまな社会問題に興味を持ちました。長じ

* 戦略的な人材配置や人材育成

て、私が将来の進路を考えていたころは、社会課題を設定して、その解決のために事業を展開することがトレンドであったため、高齢化の時代で活躍の場が広がる看護の道を選びました。

在宅医療ニーズの高まりを受け「訪問看護」で起業

●起業に至るまでの経緯

起業前から解決したいと考えていた課題は、大きく2つありました。1つ目はメンタルヘルス、2つ目は高齢化に伴う過剰医療です。

これらは、私が中学生から高校生のころに新聞でよく見かけていた社会問題でした。日本の自殺者が他国と比較して多いことや、高齢化が他国に類を見ないスピードで進んでいることに注目したのです。次第に、こうした社会問題から社会課題を設定し、アプローチしたいと思うようになりました。

その後、大学に進学してからは就職活動を兼ねて救命救急センターや精神医療センターを見学し、現場で働く人たちから社会情勢を聴取しました。そこで「精神疾患と身体疾患を併せ持つ人の入院できる環境は少なく、行き場がなくなっていること」「自殺企図者の救命後のメンタルサポートが手薄となっていること」が見えてきたのです。

大学卒業後は、まずこれらの課題に直面している患者のそばで働き、社会的にどのようなサポートが必要なのかを考えることにしました。当時、キャリアを相談していたメンターから、2～3領域程度の専門性を身につけて、それを自分の看板にすることを勧められていたため、総合病院で「急性期看護」と「精神科看護」を学び、その上で「訪問看護」に転向しようと考えました。

勤務先の病棟では、精神疾患と身体疾患を併せ持ち、一般の診療科の病棟では対応が困難とされる患者が多くいました。そのような患者が、入院中に手術や化学療法、放射線療法、その他必要な治療を受けることができるよう、全身状態の管理やメンタル面のフォローなどに留意しながら看護をしました。患者は小児から高齢者までさまざまですが、超高齢社会を背景に、高齢で、かつ認知症となんらかの身体疾患を併せ持つ人がほとんどです。その入院の実態は、拘束をした上での加療や、主に生命を維持することを目的とした延命治療が多く、医療や看護の意義について深く考えさせられました。

高齢者医療において、患者の疾患が治療可能であり、加療によって元の生活に戻ることができるのならば積極的な管理をする意義はあるかもしれませんが、終わりのない加療が続く数多くの過剰医療に私は直面しました。また、私が勤務していた病棟では、自殺企図をした患者や認知症以外の精神疾患を持つ患者などが入院していたため、若年者への身体治療とメンタルケアにも携わる機会があり、精神科看護の専門性も身につけました。

その上で、高齢化のさらなる進展に伴う病床削減を受けて在宅医療の需要が高まっていることを踏まえ、過剰な医療や過度な管理をせずに苦痛のない療養生活をサポートする訪問看護を1つの生業とし、起業することを決断しました。併せて、起業後も社会情勢を見ながら解決したい課題を設定し、リスクを負ってでも対応することを決めました。

●起業し、社会課題の解決に挑む

2019年11月、ビジナの運営を開始しました。その直後に新型コロナウイルス感染症（以下：

コロナ）がアウトブレイクし、立ち上げ当初からの3年間はコロナとともにありました。コロナの流行下では、特に社会的弱者に助けが届きにくいという問題が起こりやすいため、起業前の決意のとおり、リスクを負って対応することにしました。コロナの濃厚接触者や陽性者への訪問看護を積極的に実施するとともに、社会問題となる事例の論文化なども行いました。

また、現在のビジナでは、精神科勤務経験のある看護師や小児の精神発達に精通したリハビリテーション職も採用しており、精神科訪問看護にも対応できる組織にしています。精神科訪問看護では、精神疾患のある人のみならず、その子どもにかかわるケースもあります。親子間の課題の連鎖に触れるにつれ、成人や高齢者のみでなく、小児の精神発達支援を含む精神科訪問看護のニーズを強く感じます。

自律した責任感のあるプロに幸せに生活してほしい

当社の事業形態は株式会社です。本社機能は小規模かつ最低限とし、収益の多くは各事業所スタッフの人件費として分配しています。ビジナは、仕事にストイックな人に、高い報酬で幸せに生活してもらうことをコンセプトとしてブランディングしています。

●採用

採用については、基本的に、キャリアに一貫性があること、人格が成熟していること、より若いあるいは体力があることを重要視しています。現状の採用面接では、初回は経営側が、次に現場の管理職やチームメンバーが審査します。そこですべての人が合意した場合に、採用となります。

●教育

教育に関しては、自立して謙虚に学べる人、自律心があり継続的に努力できる人、責任感を持って仕事に穴を開けない人を大切にしています。訪問看護業務において身につけるべき業務上のタスクは、チェックリストを用いて評価しています。基本的な方針として、臨床経験1年半以上の場合は、プリセプターなどの教育担当者をつけず、管理職やチームメンバー全員でフォローしています。教育担当者をつける場合でも、教育に困難さを感じた場合は、ほかのスタッフも含めて全員でフォローします。

私自身も現場を回りながらではありますが、スポット的に教育支援に入ります。私の業務は、中核となる管理職への直接教育と、新たに入社したスタッフを教育する管理職や中堅スタッフへのフォローです。加えて、社内SNSを介した連絡・相談にも、随時対応しています。以前は、私からスタッフへの直接教育の比重が大きかったのですが、管理職の能力を最大限に高めるため、教育業務を任せながらフォローしています。

●人材育成

人材育成において、私はクリティカルシンキングを重要視しています。ビジナでは、社会情勢やトレンドを踏まえて社会課題を設定し、その解決のために動くことを指針としているため、新聞やニュース、論文や書籍の読み方についても教育しています。現代は、インターネットでの情報収集が主流ですが、ウェブ上に書かれていることが本当に正しいのかを吟味したり、ニュースの報道内容に左右されず、問題の本質を捉えたりするためのクリティカルな思考が必要です。

スタッフの評価に当たっては、問題解決型思考で、自ら考え、リーダーシップを発揮できる人、あらゆる事象を論理的に捉えて言語化し、コミュニケーションをとることができる人、時事に精通し、社会課題を踏まえて仕事ができる人に加え、部下をしっかり教育できる人を評価しています。

社内SNSを活用して知識や課題をスピーディに共有

ケアの質は、基本的に事業所の管理職が管理しています。管理職が教育の進捗状況を確認し、ケアの質を一定レベルに保てるよう、チェックリストを用いてスタッフの業務遂行状況を評価するとともに、社内SNSで共有しています。サービスの質を確保するために、新たなスタッフが入社した際は管理職や中堅スタッフが現場に同行してケアの指導や手技確認を行います。一方、新たに入社したスタッフは、一人前の訪問看護師になるために、訪問の同行見学やケアの一部実施・一連実施など、経験や社会人基礎力に合わせた教育を一通り受けた上で単独訪問に移行します。

訪問看護記録の書き方は、利用者の全体像を把握できるように、チームメンバーで話し合いながら随時改良しています。定期訪問については、基本的に前任者との同行訪問を経て担当しますが、緊急訪問などでは初対面となる場合があります。そのようなときでも、適切に対応する必要があるため、日ごろの訪問看護記録においては、どのスタッフでも理解できるよう、利用者の生活状況と身体状況の記録方法を統一しています。

また、自身の担当する利用者の状態が変化し、緊急訪問が発生しそうな場合は、社内SNSを用いてタイムリーにチームメンバーへ共有します。このように、利用者の全身状態や精神状態に加え、予測されることを共有し、利用者の心身状態に即した対応ができるよう連携をはかっています。利用者の緊急時における報告・連絡・相談は、社内SNSを用いて各事業所内で解決するようにしていますが、それが難しい場合に備え、異なる事業所にも連絡できる体制にしています。

疾患やアセスメントに必要な知識については、初回の同行訪問前後に、スタッフ自身で学習してもらいますが、中堅スタッフからも指導します。しかし、それぞれのスタッフが経験してきた診療科や専門分野によって知識量が異なるため、スタッフ同士が社内SNS上で知識やスキルをシェアしたり、必要なときに随時相談したりできるようにしています。このようなナレッジマネジメントにより、互いの不足部分を補い合い、各人およびチーム全体が高いパフォーマンスを維持できるよう、環境を整えています。

ビジナでは、日々の運営における業務改善も大切にしています。利用者からサービスに関する意見をもらうこともあれば、スタッフが課題提起することもあります。利用者からの意見や社内での課題提起のひとつひとつについて、社内SNS上での業務改善提案を拾い上げ、チームメンバー全員で対処しています。業務改善として挙げられた問題における対策については、その分野が得意な人や余力のある人、あるいは管理職が中心となり、プロジェクトマネジメントの手法で進めます。設立から3年ほどの若い会社ですが、各事業所の状況や規模に合わせた業務改善を日々繰り返すことで、サービスの質を確保しています。

オンライン会議を活用し チームメンバーが連携

経営維持のためには、スタッフのみではなく、管理職の教育も必要です。ビジナでは、スタッフ全員が管理業務を行えるように教育していますが、管理職に求められる業務やスキルについては、状況に応じて個別に伝えています。教育において、業務の遂行能力やスキルを鍛えることも重要ですが、仕事に対する姿勢や考え方、人間関係への配慮など、人格的な面へのアプローチも大切にしています。

管理職から横のつながりがほしいとの意見があり、全国の事業所の管理職がオンラインでコミュニケーションをとる場も設けています。それにより、管理・運営・教育・採用・広報・マニュアル改訂・業務改善における事項などについて、事業所の垣根を越えて相談することができます。

特に東京の事業所では、スタッフ主導で遠隔参加も可能とする会議を開催しており、チームマネジメントが発揮されています。新規依頼で訪問看護を導入した案件や、既存利用者の状態変化についての情報共有、新たに入社したスタッフへの教育の進捗状況の共有とフォロー、業務改善や広報などについて、定期的に話し合っています（**写真**）。

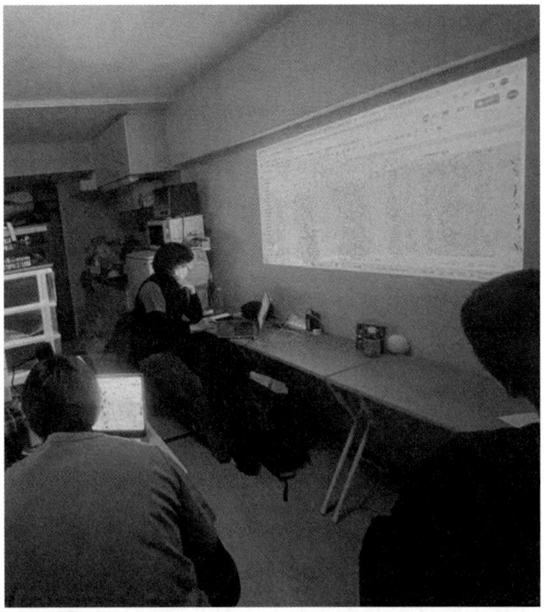

写真　東京の事業所でのミーティング。データを基にマネジメントについて話し合う

冒頭で述べたようにビジナの特徴として、人材管理におけるタレントマネジメントを大切にしている点があります。すべてのスタッフが同じように成長し、同じように働くのではなく、それぞれの得意分野でスキルを発揮できるような環境を提供しています。もちろん、医療職としての業務を確実に実践できることが前提ですが、さまざまな業務にチャレンジすることもできます。特定のスキルを有するスタッフについては、ジョブ型雇用に近い形をとることもあります。

訪問看護において、スタッフの高い報酬を維持するには、サービスの質を保ちながら多くの訪問に回ること、新たに入社したスタッフをしっかり教育して部下をマネジメントするプレイングマネジャーになることが求められます。加えて、運営業務や事務業務、現場業務において、付加価値を提供できる高い専門性があることも評価しています。これらの評価基準は社内で共有されており、スタッフそれぞれがめざしたい道を考え、研鑽を積んでいます。

今後の展望

私にとって1社目の起業となる「訪問看護のビジナ」の事業では、創業期からともに会社をつくり上げてきた仲間が働いてくれています。

よりよい社会の形成をめざすためにも、現場の状況を確認しながら事業拡大を継続して収益を上げ、新たな事業に投資することを繰り返します。私は、訪問看護の利用者にも、ビジナのスタッフにも、豊かな生活を送ってほしいと思っています。

創業して間もなくコロナ禍となり、非常に緊張感が高い中で、仲間とともに訪問看護事業を運営してきました。常に社会情勢とトレンドを捉えながら、コロナ陽性者対応などの社会課題にも随時対応してきました。これは協力してくれる仲間がいてこそ成り立つことです。一緒にコロナ陽性者対応をしてくれた仲間と、裏方でサポートをしてくれた仲間には、感謝の気持ちでいっぱいです。

コロナの流行によって、医療提供体制にも変化がありました。コロナのアウトブレイクから、今までは規制の多かったオンライン診療が解禁され、医療へのアクセスはより便利になっています。訪問看護においても、オンライン診療との連携を進めていくべきだと考えます。特に、コロナ感染疑いの利用者に対し、訪問看護師が同席して適切な検査を実施し、オンライン診療でコロナ陽性の診断を受けて訪問看護を導入する流れは、とても合理的でした。

本年5月、感染症法上の新型コロナ感染症の位置づけが、2類相当から季節性インフルエンザと同じ5類に移行しましたが、リスクをとりたくない一般的な医療機関が、すぐにコロナ陽性者を受け入れるとは考えにくい部分があります。これからも、社会情勢を見ながら必要な訪問看護を提供できるよう、仲間とともに会社を運営していきます。

創業当時は後進のいない状況でしたが、現在は、たくさんの優秀なスタッフがいます。今後の事業展開におけるさまざまな意思決定においては、創業期から仕事をともにする仲間、人格の成熟した後輩の意見も尊重し、よりよい組織へと導けるよう邁進します。

今後は、実業家として、2社目は国外での会社設立、3社目は国内でのメンタルヘルス事業を考え、準備をしています。未来をつくる意思のある若手とともに、社会的意義のある仕事をしていきたいと思っています。

●プラチナ看護株式会社
〒108-0074
東京都港区高輪 2-12-13 レジデンス高輪 201号室
TEL 03-6409-6356
https://visina.jp

読者対象：主に回復期・慢性期病棟や療養型病院
高齢者施設、訪問看護ステーションで
働く看護職

夜間における高齢者ケアのエッセンスが満載！

事例検討や研修にもぜひお役立てください

- 「ナイトケア」をめぐるケア対象者（高齢者）・ケア提供者（看護職等）双方の課題をそれぞれ掘り下げて解説します
- 夜間に生じやすい高齢者のニーズに即した事例をピックアップしています
- 各事例の関連トピックス「NOTE」からプラスαの情報や知識が得られます

NOTE

「せん妄ハイリスク患者ケア加算」の意義

2020（令和2）年度の診療報酬改定により、「せん妄ハイリスク患者ケア加算」が新設されました。一般病棟入院基本料などを算定する病棟において、入院早期にせん妄のリスク因子を確認し、ハイリスク患者に対して非薬物療法を中心とした対策を行い、定期的な評価を行うことで100点（入院中1回）が算定できます。

せん妄による死亡率の上昇や転倒・転落、治療に必要なチューブ類の抜去などさまざまな有害事象の発生が指摘されています。急性期病院でせん妄を予防するための取り組みが求められるのはいうまでもありませんが、高齢者が生活するあらゆる場でケアに当たるすべての専門職がせん妄に対して、正確な知識を持ち、予防的にかかわることが必要です。

参考文献

・厚生……課（2020）：令和2年度診療報酬改定の概要（入院医療）．https://www.mhlw.go.j……pdf

NOTE

1．人生の最終段階における医療・ケアの決定プロセスに関するガイドライン

患者・利用者の離院・離設につながる抑えがたい気持ちの要因を考える中で、入院・入居前の意思決定プロセスが大切であり、それによって入院・入居後の生活の質は異なり、ひいては夜間の離院・離設という結果を招くか招かないかをも左右させることを述べてきました。

厚生労働省が作成した「人生の最終段階における医療・ケアの決定プロセスに関するガイドライン」では、患者・利用者の意思は、心身の状態に応じて変化し得るものであり、医療・ケアの方針や、どのような生き方を望むか等を、日ごろから繰り返し話し合う重要性が強調されています（表Ⅲ-8-2）[1]。人生の最終段階における医療・ケアについて、本人が家族や医療・ケアチームなどと入院・入所前から話し合える場の設定・調整が必要です。

- 看護職と連携・協働する介護職の参考図書としてもおすすめです

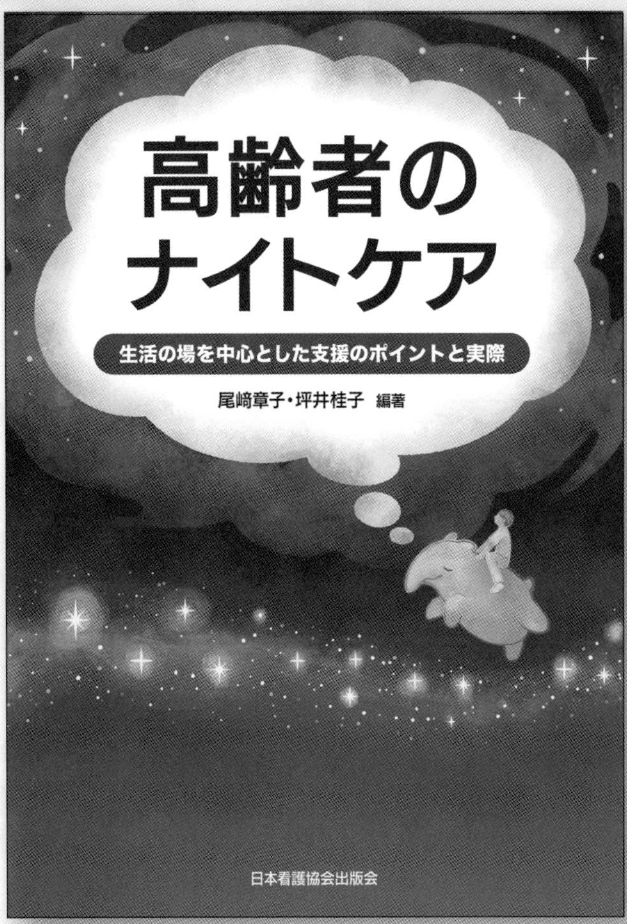

高齢者のナイトケア
生活の場を中心とした支援のポイントと実際

尾﨑章子・坪井桂子　編著

定価 **2,860**円（本体2,600円＋税10%）

B5判／**164**頁　ISBN 978-4-8180-2569-1

主な内容

プロローグ 高齢者にとって眠ることとは

Ⅰ　高齢者にとっての夜
生活の場からみた夜／認知症高齢者の理解

Ⅱ　ケアする人にとっての夜
ケアの場からみた夜／在宅ケア従事者が考えておくべきこと

Ⅲ　夜にはどのようなことが起こるのか
――高齢者のナイトケアの実際
一人暮らしの末期がん高齢者の不眠の背景にある苦痛を軽減する
認知症高齢者のとらえにくい苦痛を包括的にアセスメントし緩和を図る
口渇・頻尿に伴う入眠困難をきたす患者の水分補給を援助する
夜勤の介護職の不安を取り除いて本人・家族の望む看取りを支える
高齢者の行動の背景にある意思や価値観を尊重して転倒を予防する
急性期病院と連携して心不全患者のせん妄の遷延を防ぐ
思い込みで判断せずに暴言・暴力の背景をアセスメントし対応する
夜間特有の環境と患者・利用者の抑えがたい気持ちを理解して離院・離設を防ぐ

Ⅳ　補　論
高齢者のリロケーション（生活の場の移行）に伴う留意点／看護職と他職種との連携・協働／管理者が考えておくべきこと

日本看護協会出版会
ご注文に関するお問い合わせはコールセンターまで▶▶▶
Tel. 0436-23-3271 Fax. 0436-23-3272
ホームページ▶▶▶https://www.jnapc.co.jp
日本看護協会出版会 営業部
Twitterやってます

在宅療養者のスキンケア

健やかな皮膚を維持するために

岡部美保 編

在宅療養者のスキンケア
健やかな皮膚を維持するために

岡部美保 編

日本看護協会出版会

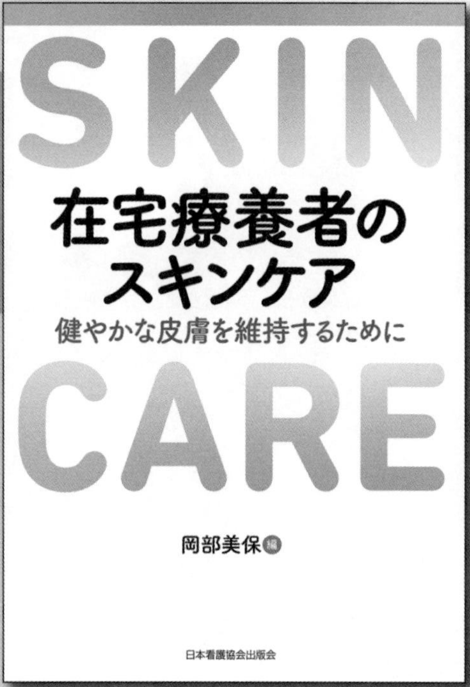

スキンケアの継続により、ドライスキンから褥瘡まで、トラブル発生を予防しましょう！

◆ 在宅療養者によくみられるスキントラブルや創傷の「アセスメント」と「予防的ケア」を、豊富な実践智をもとに丁寧に解説。

◆ 療養者本人や介護者とともにスキンケアを継続するための必携の１冊です。

定価 **3,740**円（本体 3,400円＋税10%）／**B5判**／**208**頁
ISBN 978-4-8180-2522-6

CONTENTS

基本の知識：在宅療養者の皮膚の理解

実践の知識；アセスメントと予防的スキンケア

日本看護協会出版会

ご注文に関するお問い合わせはコールセンターまで▶▶

Tel. **0436-23-3271** Fax. **0436-23-3272**
ホームページ▶▶▶https://www.jnapc.co.jp

日本看護協会出版会 営業部
Twitterやってます

ありったけの「足への想い」を込めて
9年ぶりの大改訂！

新 はじめよう！ フットケア

監修・西田壽代氏が、足をみるときに「今、何が起きていて、何をすればよいのか」を症状別に理解できることをねらいに観察やケアのポイントを整理。動画も加わった、新しい『はじめよう！ フットケア』が誕生しました！

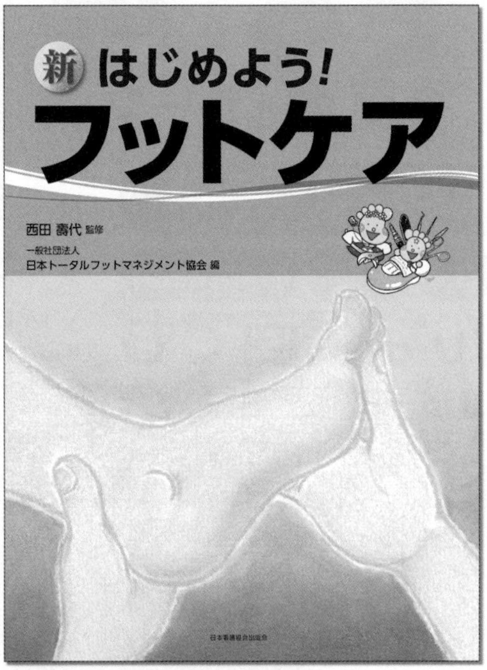

「これだけ広範囲が網羅され、かゆいところに手が届く本はほかにない」など、高い評価をいただいていた前書『**はじめよう！ フットケア［第3版］**』を大改訂しました。フットケアの基本から爪ケア・マッサージ・リハビリ・心のケアまで、多職種・多業種の専門家の皆さんから詳細な解説をいただき、14本の動画も加えて **“読んで動画で学べる”** 内容になりました。

医療従事者だけでなく、介護や予防でフットケアに関わる全ての人に読んでほしいです！

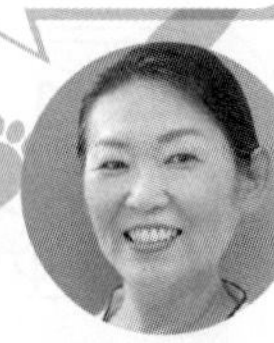

西田 壽代 監修
日本トータルフットマネジメント協会 編

定価 **4,620**円（本体 4,200円＋税10%）／**A4判変型**／**352**頁

ISBN 978-4-8180-2523-3

主な内容

豊富な写真・イラストで
わかりやすい内容

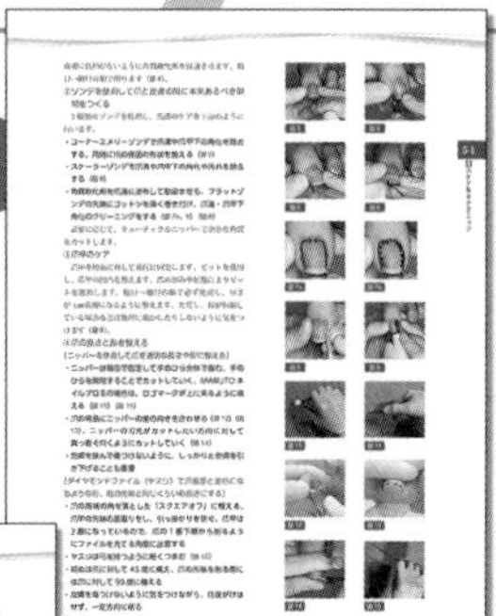

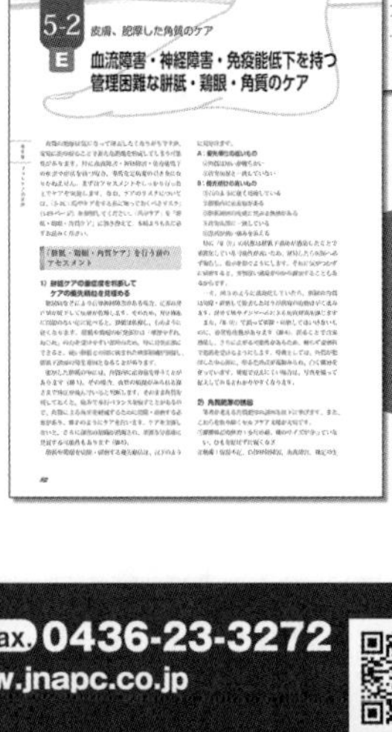

難しい症状にも
ピンポイントで
解説

日本看護協会出版会
ご注文に関するお問い合わせは
コールセンターまで▸▸▸
Tel. 0436-23-3271 Fax. 0436-23-3272
ホームページ▸▸▸https://www.jnapc.co.jp
日本看護協会出版会 営業部
Twitterやってます

看護管理 実践Guide

読者対象：看護職・看護管理者

キャリア後期に慌てない！

資産・生活設計・働き方について紹介。
看護職人生が、より幸せになるためのヒントが満載です。

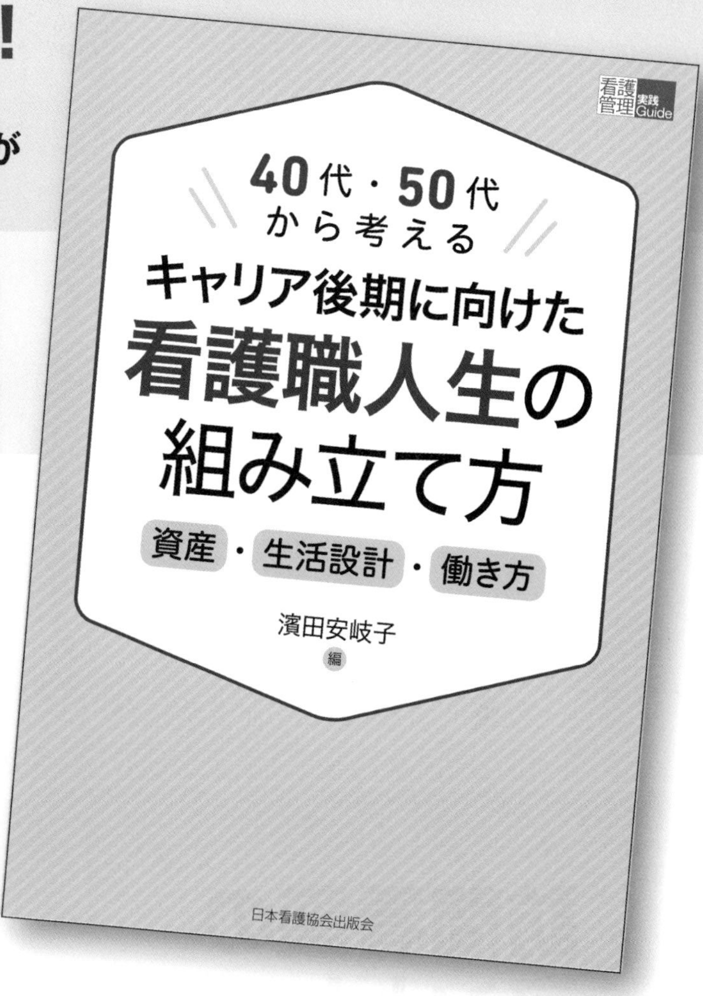

知りたいことを見つけるためのチェックシート

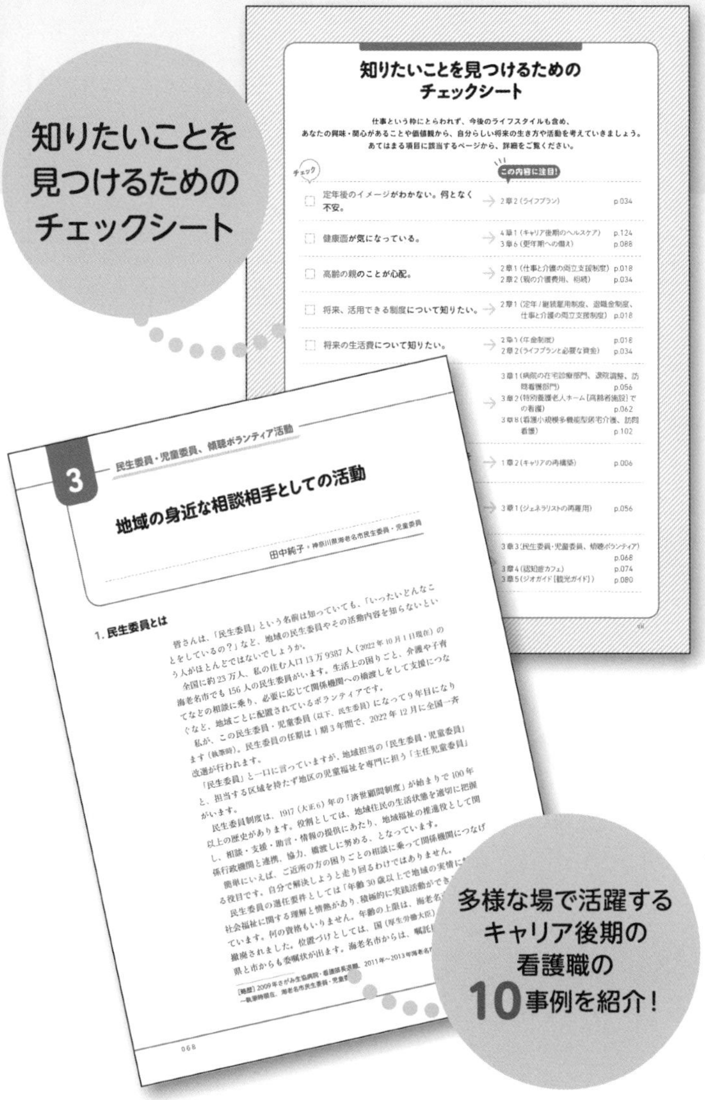

多様な場で活躍するキャリア後期の看護職の**10**事例を紹介！

主な内容

1章　キャリア後期に向けた看護職人生の組み立て方
2章　キャリア後期のための「資産・生活設計」の考え方
3章　キャリア後期のさまざまな活動例

主な活動

- ジェネラリストの再雇用
- 特別養護老人ホームへの転職
- 民生委員・児童委員、傾聴ボランティア活動
- リカレント教育の受講、認知症カフェの開催
- 認定看護師資格の活用
- 更年期以降の女性の健康支援
- 制度にない新たな事業の創造で看護の原点に回帰
- 看護小規模多機能型居宅介護で地域のケアに携わり続ける
- メンタル不調の経験を活かした健康教育
- 異業種へのキャリアチェンジ

4章　キャリア後期のための備えと情報

40代・50代から考える
キャリア後期に向けた
看護職人生の組み立て方
資産・生活設計・働き方

定価 **2,750**円（本体2,500円＋税10%）
B5判／**144**頁　ISBN 978-4-8180-2545-5

濱田安岐子 編

訪問看護のアントレプレナーシップ

コミュニティケア
2023年6月臨時増刊号　Vol.25 No.7　325号

発行日	2023年5月20日
発行所	株式会社日本看護協会出版会
	東京都渋谷区神宮前5-8-2　日本看護協会ビル4階（本社）
	TEL 0436-23-3271（コールセンター：ご注文）
	振替　00190-8-168557
	東京都文京区関口2-3-1
	TEL 03-5319-8019（編集）
発行人	井部 俊子
編集長	向山 恵美子
編集者	古川 美穂子
編集協力	石川 奈々子（編集工房 ななな）、山神 次郎（山神制作研究所）
DTP	新井田 清輝
本文デザイン	今村 陽子
表紙デザイン	臼井 新太郎
印刷	シナノ印刷株式会社
定価	1,760円（本体1,600円+税10%）